AF367044

Y si comieras y adelgazaras...

¿Qué harías?

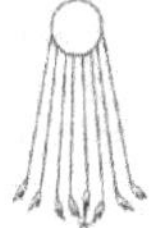

El Nuevo Método Ankshu

TERCERA EDICIÓN

David Berniger

David Berniger

Nacido en Montevideo, Uruguay. Licenciado en Psicología y Nutrición por la Universidad de la República Oriental del Uruguay. Post-graduado en "Intervenciones teórico-técnicas en psicologías del final del milenio" y en "Adicciones y su contexto" por la Universidad de Salamanca. Su formación extra-académica, a muy temprana edad comenzó sus estudios de Acupuntura Egipcia con su padre, maestro en este arte, para luego seguir desarrollando y ampliando a lo largo de los años y viajes alrededor del mundo, su método personal de Terapia Bionergética " Ankshu".

En 1989 funda en la ciudad de Montevideo (Uruguay), el Ins- tituto Acacia por un grupo de profesionales de la salud. Hoy el Instituto Acacia, a través de sus miembros ha marcado pre- sencia en todo el mundo: Montevideo (Uruguay), Porto Alegre (Brasil), Barcelona (España).

El éxito de una dieta comprende sin lugar a duda un equilibrio entre la nutrición y la salud mental que es lo que propone David Berniger con su tratamiento. Para ayudar a sus pacientes y amigos a conocer su cuerpo, reducir de peso, cambiar su metabolismo y realizar una reeducación nutricional que les permita continuar manteniendo el peso obtenido tras el trata- miento David escribe este tratado basado en una filosofía que no exige ni pesar los alimentos, ni contar las calorías y que se adapta a la actividad profesional y personal de cada paciente.

© 2008 David Berniger
www.clinicaberniger.com
Edición para España y América Latina.
Tel. (34) 606 288 173 (España) Tel.
(598) 99 237 299 (Uruguay)

Diseño Gráfico: Marcelo Duarte
                  vydesign@adinet.com.uy
Ilustraciones: Marcelo Duarte

© Y si comieras y adelgazaras... ¿Qué harías?
ISBN papel: 978-84-686-5584-0
ISBN digital: 978-84-686-5585-7
Impreso en España
Editado por Bubok Publishing S.L

Todos los derechos reservados. Queda prohibida la reproducción total o parcial de esta obra por cualquier medio mecánico o electrónico sin la debida autorización por escrito del editor.

Agradecimientos

Este libro no hubiera sido posible sin el apoyo de mis amigos, en especial Marcelo Duarte, que me acompaña desde la más remota niñez, cuando nuestro más grave problema existencial era "dónde" jugar a la pelota. Siempre creyó en las cosas que escribía, o por lo menos que podría tener algún sentido que valga la pena trabajar en eso. Todas las ilustraciones de este libro, como de los anteriores, son hechas por esas maravillosas manos que interpretan como el mejor artista las ideas de este loco. Aclaro y recalco que este libro tampoco hubiera sido ni siquiera pensado sin el apoyo incondicional de muchos pacientes. Reconozco que cada uno tuvo su aporte en la obra y por eso mi agradecimiento eterno, en especial a aquellos que se animaron a escribir sus testimonios sin importarles el "qué dirán". Quiero compartir con ustedes un pensamiento que arrastro desde mi infancia y dice así: **"el verdadero maestro es aquel que aprende de todos"** y no aquel que trata de imponerse a los otros. Creo que la vida es un camino hacia nuestra verdad final, hacia nuestra honestidad, que no siempre quiere decir que hayamos pensado lo mismo, de ahí lo respetable de nosotros mismos, de nuestra dinámica o madurez para cambiar el punto de vista. El que hayamos pensado durante miles de años que la tierra fuera plana no quiere decir que hoy no comprendamos que sea redonda.

Índice

Advertencia

Este libro no trata de ser un ensayo académico ni mucho menos un material de consulta médica para nadie, ya que está escrito sin seguir ninguna metodología científica, intenta solamente ser un material de lectura y opinión, para aquellos que ya se leyeron y practicaron todo lo que hay en el mercado con respecto a nutrición y el adelgazar. Tampoco intenta ser más serio que una dieta que sale en una revista de un euro, un dólar, un peso o un real, solamente intenta proporcionar información al lector, basado principalmente en el sentido común y en el fruto de la experiencia propia en relación a este tema del autor.

Prólogo

Estaba realmente desesperado, pues era demasiado vanidoso para llevar 86 kilos a todas partes, me sentía una porquería. Yo sé que mis amigos y amigas me decían que no estaba tan mal y que soy un exagerado, pero no es como se ven sino como se llevan y esto muchos lo saben muy bien. Yo los llevaba muy mal, no me daban ganas de salir ni nada, la ropa me la ponía holgada y todos los días me repetía que no estaba gordo, simplemente estaba apenas con unos kilitos de más. Pero en mi interior no daba resultado.

Comencé a hacer todas las dietas que había, las más famosas, las proteicas y las balanceadas, pues no tenía tiempo de hacer deporte. Un día llegó a mis manos un libro de un nutricionista americano el Dr. Harvey Diamond y su esposa, allí explicaba cómo se mezclaban y como no se pue- den combinar los alimentos, me parecía bastante lógico, el punto es que tomé el libro justamente como no había que tomarlo, como una "dieta" y claro, comencé a bajar un kilo por semana, pero el fin de semana que me juntaba con mis amigos subía dos o tres, así que también lo "largué por la borda". Realmente era un libro excelente pero no me sirvió para bajar de peso, si bien es verdad que de esa manéra uno jamás va a engordar ¿cómo hacía para adelgazar esos interminables kilos que los veía eternos en los "michelines"?

Una de las prácticas que hacía, totalmente independiente de toda dieta, eran los ayunos, siempre me había gustado descubrir cuál era mi límite, y cada vez que realizaba una de esas pruebas "espirituales" de abstinencia, intentaba llegar a más. Algunos ayunos llegaron a ser tan largos que llegué a pesar 65 kilos, una de las fotos que todavía conservo realmente es de miedo, luego de realizar un ayuno de 40 días en el desierto de Atacama en Chile.

El punto es que cuando comenzaba a comer y a recuperar los kilos, el pasaje por los 75 kilos parecía una parada de Metro, apenas permanecía allí durante dos minutos y luego continuaba mi carrera hasta los 86 kilos nuevamente. Nunca se me había pasado por la cabeza, o mejor dicho, nunca me había dado cuenta que el ayuno que realizaba era una excelente herramienta no solamente para purificar el cuerpo sino también para bajar de peso.

Cuando me di cuenta de ese potencial que tenía con el ayuno, lo usaba de manera personal, llegaba a los 75 kilos y luego cuando comenzaba a engordar debido a toda clase de excesos, principalmente la reunión con mis amigos semanales y las cotidianas malas combinaciones alimenticias diarias, pues realmente comía poco e igual subía de peso. El "efecto rebote" o "efecto yo-yo", se manifestaba ni bien comenzaba a comer. Por eso una vez que subía dos o tres kilos practicaba un ayuno de un día o de dos y listo. El punto es que así estaba con un ayuno semanal, que me fui dando cuenta que mientras más próximo era al día después de la orgía gastronómica, era más eficaz para bajar de peso. Había encontrado otra excelente herramienta! el ayuno semanal o dieta hídrica o Semiayuno luego del día "D". Después más adelante explicaré de que se trata el ayuno semanal y el famoso día "D".

"PAREN, PIENSEN Y RECIÉN ACTÚEN"

¡Eviten reaccionar!

Introducción

"El eslabón perdido entre el cuerpo y la mente, entre la salud física y la mental, es la nutrición"

Dr. George Watson, de la Universidad de California del Sur.

Comer mucho pan o harinas blancas es tan malo como carnes todo el día. Así como hay mu- chos nutricionistas que basan sus dietas en días proteicos y otros se toman de la cabeza como exclamando ¡qué barbaridad!, por el daño que le hacen al organismo; comer pan en las comidas y abusar de los cereales causan los mismos trastornos o peores.

Sé que parece absurdo lo que voy a decir, pero ni el pan ni la carne son importantes para nuestra nutrición. Si bien estoy en contra de comer la carne, porque también la considero dañina para nuestro organismo, tengo la desgracia de haber nacido en un país ganadero, donde todas las comidas se hacen a base de carnes y por lo tanto fui habituado y acostumbrado a comer carne todo el tiempo. Es más, hasta los catorce años solamente comía carne, huevos, pan y papas. No era gordo, pues hacía muchísimo ejercicio en el colegio y competía por un club, pero obvio que mis niveles de ácido úrico debían de andar por las nubes. Nunca comía fruta y menos verduras. Éramos cuatro hermanos y cada uno tenía una tarea específica en la casa, yo era el encargado de hacer los mandados y compraba cuatro flautas de pan (baguettes) y cuatro litros de leche diarios. A la mañana antes de ir al colegio desayunábamos una buena taza de café con leche y media flauta de pan con manteca y luego la otra mitad cuando volvíamos del colegio con el otro medio litro de leche con café.

Ustedes se pueden preguntar cuáles fueron las consecuencias de esa alimentación tan desbalanceada, fue algo terrible que nunca lo había relacionado con la nutrición, pues a partir de los catorce años comencé a tener en las plantas de los pies unas terribles verrugas que prácticamen- te me imposibilitaban caminar y otras que me habían salido en las manos, específicamente en los dedos, aparte de eso tenía dolores en las articulaciones. Mi padre me había formado "antimédico", pues ya les contaré a lo que se dedicaba, pero mi madre no aguantó más mis quejas y me llevó a un dermatólogo, el médico recuerdo que me dio dos cosas, una pomada para pasarme por las heridas que tenía en los pies y luego un líquido como ácido para pasarme por cada una de ellas.

El punto es que así estuve tres años, los mismos tres años que competía por el club en Karate. Obvio que todo el mundo, pensaba que el dolor en las articulaciones que tenía era por el exceso de ejercicio que realizaba diario, pues los lunes, miércoles y viernes entrenaba Karate y los martes, jueves y sábados Gimnasia Olímpica. Era la única manera que mi madre había encontrado para dejarme más tranquilo durante mi adolescencia, aparte que a mí me encantaba. Pues bien, la conclusión era que los dolores en las articulaciones eran por el exceso de ejercicio.

Se preguntarán ¿pero ninguno de los profesionales sospechó que podían ser cristales de ácido úrico depositados en el tejido cartilaginoso de las articulaciones?, claro que sí y me mandaron análisis, pero estos dieron que estaba perfectamente normal, un número que no recuerdo cual era específicamente si 2 o 3, explicaba que pertenecía a la media de la población y que todos esos síntomas que tenía no correspondían a un exceso de ácido úrico. Nunca supe a que población se refería, si a la de Uruguay o a la de Ghana, pero la cuestión, es que mis dolores eran o bien del ejercicio o bien psicosomáticos.

Recuerdo que mi madre me agobiaba tratándome de hipocondríaco, porque todo lo que yo sentía, no se reflejaba en los números de los análisis. Ahora me pregunto, que sentimiento se puede escribir en un análisis.

A los dieciséis años tuve un accidente, que me obligó a dejar el ejercicio, pues bien, los dolores en las articulaciones continuaban y las terribles verrugas también.

Inmediatamente después de haber terminado el colegio en Uruguay me fui a Brasil, a la ciudad de Sao Paulo, allí comencé a estudiar en la facultad y sorprendentemente, las verrugas de los pies comenzaron a desaparecer al igual que los dolores en las articulaciones. Bueno, no creo que un psicólogo diga que mi problema era Uruguay o la ciudad de Montevideo, algo había cambiado. La nutrición.

Sao Paulo se caracteriza por tener una alimentación rica y variada en alimentos. Vivía en una casa de familia, donde comían carne solamente una vez por semana, comencé a comer arroz, feijao y alguna otra cosita más. Para mí las verduras seguían siendo para los animales y para las mujeres que hacían regímenes. No podía concebir en mi cabeza como podían haber humanos que les gustara la lechuga por ejemplo, siempre pensaba que la comían porque era un alimento rico en vitaminas y no un rico alimento. Estaba convencido que era como comer cartón aliñado con algo, nada mejor que la carne y los brasileros no sabían comer y punto.

En uno de esos despertares inteligentes que uno tiene, me di cuenta que lo que me hacía mal durante años era, para mi mayor desgracia LA CARNE, la exquisita carne, me di cuenta que el placer más grande que tenía en la comida era mi mayor mal, así que tuve que suplantarla por otras cosas y para mejor no me gustaba casi nada, así que empecé a comer pizzas todo el día, chocolates, pastas, etc., todo menos verduras y carnes. En seis meses ya me parecía a Ronaldo en su peor momento en Real Madrid y quizás decía lo mismo que él, que como era un tipo grande, que era todo músculo, el punto es que había cogido una muy buena papada y excelentes michelines a los costados.

El costo de haber sido ovo-lacto-vegetariano fue fatal, pues había llegado a pesar unos 80 ki- los. Había comenzado a hacer ejercicios nueva- mente, ya que no me dolían más las articulaciones así que comencé a hacer ejercicios para ponerme en forma nuevamente, es obvio que no volví a hacer ni Karate ni Gimnasia Olímpica, imaginen lo que iban a decir mis antiguos colegas de mi nueva apariencia. Comencé a hacer Remo, corriendo todos los días 10 kilómetros y luego largas jornadas en bote. Me gustó tanto el deporte que continué por varios años, evidentemente el cuerpo también cambió, era bastante musculoso pero siempre con una pequeña tendencia a engordar. Bajé hasta 76 kilos y me sentía fornido y en forma, pero las cosas de la vida, hacen que muchas veces uno cambie de trabajo y por lo tanto de rutinas, la primer rutina que cambié fue el deporte y así con mi seudo vegetarianismo logré llegar como un buen herbívoro hasta los 86 kilos.

Lo más absurdo de todo, era que ya practicaba el ayuno como método de limpieza y fortificación yoica, bajaba una cantidad de kilos como resultado de la práctica, pero una vez terminado volvía a recuperar mis kilos perdidos. Por eso el ayuno jamás lo había relacionado con la bajada de peso, realmente me di cuenta que uno pasa por largos períodos de estupidez o inmadurez que no se pueden entender. Siempre había tenido en mis manos la herramienta o el instrumento para bajar de peso, el punto estaba en "El Después" ya que subía a velocidades vertiginosas.

I
El Arte de Alimentarse

"Somos lo que comemos y comemos como somos"

En el camino de las medicinas alternativas o complementarias como se les llama hoy día, comencé a muy temprana edad junto a mi padre, él era el Maestro Superior de una escuela filantrópica donde se enseñaba entre muchísimas cosas "el arte de alimentarse" que se conocía como el Neferish, basándose en las tradiciones antiguas y naturistas del Antiguo Egipto. Allí sin ningún tipo de opción me inició cuando tenía 7 años de edad. O sea que tenía que aprenderme dos grandes tradiciones culturales, la Egipcia y la Judía. Ese quizás fue uno de los motivos que cuando fui creciendo me motivó a estudiar otras culturas y civilizaciones del mundo, llegando a convivir con indígenas en la Selva del Amazonas o nómades de los lugares más remotos como en los desiertos del Gobi en Mongolia y en el Sahara en el norte africano.

Mi padre siempre me hablaba de los grandes maestros de la antigüedad egipcia como Ptah Otep y de la tradición judía como Maimónides, un médico excelente que vivió durante la edad media en España para luego pasar sus últimos días en la ciudad de Fostat en Egipto. Siempre estaban relacionados Egipto y la tradición judía. A mí siempre me había quedado grabado una frase de este gran médico cuando se refirió a la nutrición "Somos lo que comemos", hoy le agregaría también que "comemos como somos", porque muchas veces habría que preguntarse qué cosas nos pasan que comemos de esa manera. No solamente importa lo que comemos, sino cómo lo comemos, de qué manera disfruto o no de lo que tengo servido en el plato, si es que lo tengo.

Hoy cuando salimos a cenar con alguien, un buen test es ver que es lo que pide y de qué manera se lo come o devora o disfruta lo que tiene enfrente, o nos presta más atención a nosotros en relación a lo que tiene en el plato.

También en esa gran escuela aprendí lo que quizás todos los nutricionistas y médicos de la actualidad fueron transmitiendo al pueblo y a la sociedad, una frase que todo el mundo debe de haber escuchado por lo menos una vez: "Desayuna como un Rey, almuerza como un príncipe y cena como un mendigo", esa tendría que ser la base de cómo comer, pues me habían explicado que el desayuno tiene que ser la comida más importante del día, ya que es la primera carga energética que precisamos para salir con todo a nuestras jornadas. Les aclaro que mi padre, como tantos médicos nutricionistas que aplican este axioma son gorditos, y la obesidad no es un síntoma de salud. No podemos decir axiomas por ahí, que no se reflejan en nuestro cuerpo, nuestro cuerpo o físico es el reflejo también de cómo vivimos y de lo que somos. No solamente nos nutrimos de alimentos, nuestras amistades son fuentes nutricionales también, nuestros hábitos y costumbres, etc. Por eso decir un axioma tendría que ser algo así como un producto nuestro y no un producto de otro que estamos repitiendo, pues eso sería un vómito de algo que jamás digerí y lo más absurdo que quiero que otro lo digiera.

Hoy sabemos que el ciclo digestivo tiene tres grandes horarios, el primero es la APROPIACIÓN, el segundo es la ASIMILACIÓN y el tercero es la ELIMINACIÓN. Cada uno de ellos tiene una duración de ocho horas.

Ahora habría que entender que quiere decir cada uno de estos tres horarios, por Apropiación es el horario que el animal come o se apropia o ingiere alimentos, los mastica y los va almacenando dentro del aparato digestivo. Luego viene la Asimilación, que es cuando el aparato digestivo comienza a seleccionar lo que sirve de toda esa bola o masa de alimentos y por consiguiente luego de esa Asimilación viene el horario de Eliminar todo lo que no sirve de lo que fue apropiado o ingerido. Si tenemos en cuenta que cada horario dura ocho horas, hay que marcar como comienzo del horario de Apropiación el almuerzo y luego contar a partir de allí ocho horas. Por ejemplo si almorzamos a las 14 horas, nuestro horario de Apropiación terminaría a las 22 horas, a esa hora tendría que ser nuestra última ingesta convenientemente, a partir de las 22 horas comenzaría nuestra asimilación que terminaría a las 6 de la mañana y a partir de esas horas de la mañana hasta nuevamente las 14 horas sería nuestro horario de eliminación. O sea que si nuestro organismo está eliminando durante la mañana, no habría nada peor que darle cosas para que ingiera, eso terminaría con nuestro horario de Eliminación y comenzaría nuevamente nuestro horario de Apropiación, haciendo que no podamos eliminar correctamente o dificultosamente, produciendo toda clase de trastornos, el más común de todos, LA OBESIDAD.

Ya me imagino lo que están pensando, ¡pero entonces no se puede desayunar nada! ¡esto es imposible, realmente este tipo está loco con las cosas que está proponiendo o explicando! Pues déjenme terminar, ya que todo tiene un sentido y una solución. Si ahora sabemos que en la mañana nuestro horario es la Eliminación, que no me van a discutir que la mayoría de ustedes lo primero que hace cuando se levanta de la cama es ir al baño, o sea, a eliminar ya sea líquidos extraídos de los alimentos o sólidos por el intestino como sobrantes de los alimentos. El punto es que en el horario de la Eliminación "NO PODEMOS DESAYUNAR COMO UN REY", ya que cortamos o interrumpimos la Eliminación, entonces o bien no desayunamos y tomamos mucha agua o desayunamos alimentos que no interfieran con la digestión, como por ejemplo las frutas e infusiones. O sea "DESAYUNA COMO UN MENDIGO" en lo posible. Las frutas y los zumos no interfieren en ninguno de los horarios críticos que nos podrían hacer engordar como el de la Asimilación y el de la Eliminación. Esto habría que tenerlo en cuenta ya que la fruta no engorda especialmente cuando está sola.

II
Los Mitos de la Nutrición

"Es un hecho comprobado que a la gente le resulta mucho más fácil creer una mentira que han oído repetir mil veces que una verdad que nunca habían oído antes"

1er Mito

"Tomar leche es bueno y necesario"

Uno de los grandes mitos que fuimos adquiriendo desde siempre fue que la leche, al igual que el pan y los cereales tenían que formar la base de "la pirámide nutricional" ¿la recuerdan? Pues amigos, les cuento que estamos en un error... y ya sé lo que están pensando, "este tipo está loco de remate" y "¿qué hacemos con el calcio que nos da la leche?" nos preguntaría la abuela.

Ustedes saben que cuando éramos primitivos, primitivos a lo que tecnología o conocimientos científicos se refiere, pues para algunas cosas continuamos peleándonos e inventando guerras, para justificar la fabricación de armas; como les decía, cuando supuestamente nos bajamos de los árboles para vivir en cavernas y estepas, consideramos a la leche como uno de los mejores alimentos. Porque esa misma leche es la que alimenta al hermoso ternero y supuestamente lo va a dejar como un Toro. El punto que hay que tener en cuenta aquí, es que hay muchos tipos de animales, hay mamíferos como nosotros pero no quiere decir que sean iguales a nosotros. Por ejemplo dentro de los mamíferos tenemos dos tipos de animales, los grandes animales y los pequeños animales. Nosotros si quieren entraríamos en los pequeños, pues no nos podemos comparar con un elefante, una vaca o un caballo, ¿verdad? Pues bien, ahí comienzan nuestros grandes erro- res. Ya que los grandes animales por más que sean mamíferos al igual que nosotros, no son iguales a nosotros. Menos mal que no hay Mamuts vivos, ¿se imaginan tomando leche de Mamuts? Todas las leches tienen calcio, pues es un alimento líquido para el crecimiento de la cría, imaginen todo el calcio que debería tener la leche del Mamuts para hacer crecer a esas crías que eran del tamaño de un camión. Si se tomaran un vasito de leche de Mamuts con colacao o chocolate, les aseguro que la mayoría no la aguantaría, me la imagino tan densa y fuerte que nuestro organismo no la resistiría. Un ejemplo gráfico es por ejemplo cuando nos dicen que nos comamos un huevo al mediodía, nosotros la mayoría de las veces no preguntamos de qué, entendemos que son de gallina, pero ¿qué pasaría si nos comiéramos un huevo de avestruz, que equivale a 24 huevos de gallina? Aquí tenemos lo mismo que con los mamíferos, el Avestruz es un ave grande y la gallina una pequeña. Y aunque ustedes no lo crean, tomar un vaso de leche de Mamut o vaca no es lo mismo que tomar un vaso de leche de una cabra o una mujer. Y ya que estamos con los humanos, ¿ustedes nunca se pusieron a pensar que el hombre es el único animal que toma leche durante toda su vida? ¿Cómo es posible que el hombre, que formó parte también de la evolución darwiniana con el resto de los animales y que ahora supuestamente es el más inteligente, que por un lado haya avanzado tanto y por el otro involucionado? O sea, que para alimentarnos, que para tener calcio y fuerza precisamos tomar leche y todavía lo más ridículo, esa leche no puede ser humana. Supongamos que precisamos de la leche, ¿por qué no tomamos nuestra propia leche? ¿Acaso el hombre cuando evolucionaba venía mamando de otros animales? ¿Tenemos algo que ver con la vaca nosotros?

Sin embargo los grandes animales, los que precisan tener demasiado calcio en sus huesos para sostener tan grotescas moles, como son los elefantes o los rinocerontes, o los toros y vacas si quieren, ellos que sí precisan tener grandes huesos, ellos, no toman leche y menos de otro animal que no fueran ellos mismos. Ya que en su período de lactancia toman leche solamente de sus madres y no como nosotros que tomamos de otros animales.

Ustedes se pueden preguntar,

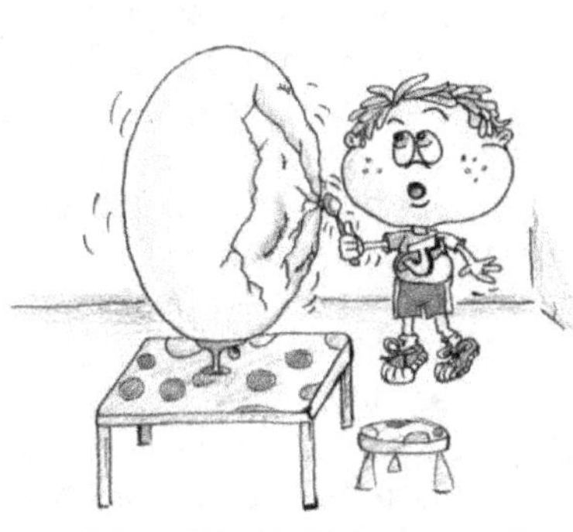

...cuando nos dicen que comamos un huevo al mediodía, nosotros no preguntamos de qué, entendemos que son de gallina, pero ¿qué pasaría si nos comiéramos un huevo de avestruz?

¿pero de dónde sacamos el calcio entonces para nuestros hijos? Del mismo lugar que lo sacan el resto de los animales mamíferos como nosotros, de las verduras.

Otra pregunta que pueden hacerse es: ¿pero si la leche tiene calcio por qué nos puede hacer mal? Porque el Calcio es un elemento, y hay una diferencia entre el "elemento" Calcio y la "molécula" de Calcio. La "molécula" de Calcio está formada por "elementos" de Calcio y aquí es donde tenemos los problemas. La molécula de calcio de la leche de la vaca tiene un tamaño y la molécula de la leche humana tiene otro tamaño.

Y nuestro organismo tiene receptores solamente para moléculas pequeñas de calcio, ya que este fue diseñado para recibir las moléculas de nuestras madres y no de otro animal.

Imaginen las manos de un niño intentando tomar una pelota de básquetbol, bueno eso mismo pasa con los receptores y las moléculas de la leche de un animal grande. No podemos tomar las moléculas de calcio de la leche de vaca y ellas siguen de largo, inclusive muchas veces no las podemos digerir y nos puede traer problemas digestivos, ni hablar de las alergias respiratorias.

Esto es lo que ocurre en la mayoría de las veces, ya que por más que las lecheras le agregan agua a la leche, para que no sea tan pesada, hay muchos niños que no la pueden resistir. Y si bien mucha gente no presenta ningún tipo de síntomas digestivos, les aseguro que uno de los factores que pueden contribuir con la obesidad es la leche.

Les voy a contar una anécdota que me dejó muy impresionado, cuando tenía doce años, una de las materias que teníamos en el colegio era Artes Plásticas, dentro de ellas a mí me había tocado Cerámica. La verdad que no me gustaba mucho eso de meter las manos en el barro, pero había que hacerlo para pasar de año. La cuestión que una vez tuvimos que hacer una jarra, a mí me ha- bía quedado espectacular, había logrado sacarle todas las posibles burbujas de aire que pudiera te- ner la arcilla para meterla en el horno, que era un trabajo agobiante. Cuando salió la jarra del horno, había sido todo un éxito, pues las mayorías de las jarras que habían colocado mis compañeros habían explotado por tener pequeñas burbujas de aire dentro de la arcilla. Yo estaba feliz porque eso significaba que no tenía que hacerla nuevamente, aparte ya le había encontrado destinatario a tan preciado trabajo: mi abuela. Cuando se la doy a mi abuela le insisto que le eche agua para que viera cómo funcionaba, así lo hizo y la llevó a la mesa. Cuando estábamos comiendo notamos que la mesa estaba húmeda y que la jarra estaba em- papada, o sea, el agua había comenzado a filtrarse por las paredes. Pensé que se iba a hacer barro, pero como ya estaba cocida en un horno nada de eso pasó, pero no la podía usar. Cuando volví a la clase de cerámica, le conté a mi profesora lo que me había pasado con mi jarra, ella se rió y me dijo que tenía que haberla dejado veinticuatro horas con leche primero antes de botar cualquier líquido dentro. Así lo hice, la leche se había cuajado den- tro de la jarra y cuando la tiré había dejado toda una costra en la parte interna de la jarra. La lavé y le puse agua y nunca más se filtró. Este ejem- plo trata a ustedes de figurarles que cosas pasan dentro de nuestros intestinos, los encargados de filtrar los alimentos, cuando estos no son capaces de filtrar, la nutrición comienza a desbalancearse de manera negativa, y obvio que si nuestro organismo precisa de alguna vitamina o siente carencia de algún mineral, nos va a dar la orden de incorporarlo y eso es a través del hambre. Así es que comemos y no asimilamos lo que nos corresponde haciéndonos engordar muchas veces.

Por lo tanto lo que siempre escuchamos por ahí, que tomar leche de vaca es bueno, es uno de nuestros primeros mitos. La leche de vaca no es buena para los humanos y menos para los adultos. En mi consultorio muchas veces me llegan niños con problemas respiratorios y cuando les digo a las madres que dejen la leche, es un santo remedio. Obvio que no todos los problemas respiratorios son iguales, estoy hablando muchas veces de alergias a la "lactosa" que tienen un gran número de niños. Si les cuesta dejar la leche porque ya tienen ese hábito, que se cambien a la leche de un animal pequeño, como pueden ser las cabras y las ovejas. Pero les pregunto, ¿no les parece absurdo que la leche sea un líquido para alimentar crías y que la sigan tomando los adultos? ¿Tan mal estamos?

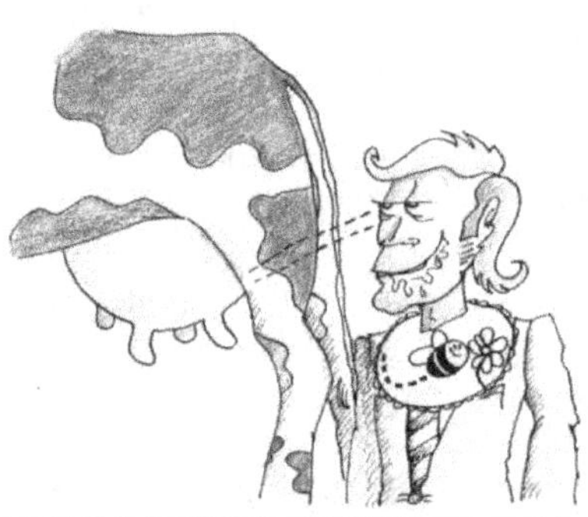

¿nunca se pusieron a pensar que el hombre es el único animal que toma leche durante toda su vida?

Una cosa que tienen que tener en cuenta es que la cría humana o el bebé, puede asimilar totalmente las caseínas de la leche de su madre, sin embargo no pasa lo mismo con la leche vacuna, pues pasan al intestino delgado. Algunos de ustedes sabrán que para la acidez estomacal se recomienda un vaso de leche, pues bien, ahora teniendo en cuenta ese conocimiento, ¿qué imaginan que pasa cuando la leche entra en nuestro aparato digestivo? Justamente eso, neutraliza todos nuestros ácidos estomacales necesarios para la digestión. Otra cosa que tienen que tener en cuenta es que la asimilación de la leche con la edad va empeorando, pues la enzima que tene- mos para disolver las moléculas de caseínas de la leche "de nuestra madre" o sea la renina gástrica va disminuyendo con la edad y por lo tanto no vamos a hacer dicha digestión.

Ustedes se preguntarán que pasa con esas caseínas sin metabolizar, les cuento que la caseína sin metabolizar o no hidrolizada es una sustancia viscosa que se emplea como pegamento, recuerdan la anécdota que les conté de "la jarra de la abuela", pues es por causa de la caseína depositada en los folículos linfáticos que rodean el intestino que impiden la absorción de otros nutrientes. Esto es lo que produce muchas veces también la famosa "fatiga crónica" y otro tipo de alteraciones intestinales.

Tengan en cuenta que una vez que la leche es ordeñada se comienza a descomponer a velocidades increíbles, todos los organismos que tiene la leche ya sea los buenos como los "lactobacilos" y los malos, se multiplican como pipoca o "palomitas de maíz" caliente. Fue a partir de 1856 que la leche se comenzó a pasteurizar, ya que Louis Pasteur había descubierto que los microorganismos que causaban la descomposición, podrían ser destruidos cociendo los alimentos. Recuerdo cuando era un niño que todos los años con la escuela íbamos a la CONAPROLE (Cooperativa Nacional de Productores de Leche), allí nos regalaban unas bolsitas de caramelos de "dulce de leche" mientras hacíamos todo el recorrido con un guía de la planta que nos explicaba como era todo el proceso de la leche. Recuerdo las pobres vacas conectadas con mangueras ordeñadoras que le extraían leche, para llevarla a un enorme tanque de acero. Pero una cosa que nos recal- caba "el guía lechero" mientras la maestra hacía lo imposible para mantenernos en fila, era la importancia de la Pasteurización, aprender aquella palabra ya precisaba muchísimo trabajo, pero lo que nos quedó claro es que a la leche la calentaban en grandes depósitos. Hoy por hoy sabemos que la leche es calentada a 74 grados durante 15 segundos, seguido inmediatamente por un enfriamiento rápido a 4 grados. Eso solo se precisa para la pasteurización.

Ahora vamos a aplicar el sentido común, ¿como es posible que la leche tenga tantas vitaminas por ejemplo, cuando las vitaminas se destruyen también a 40 grados? ¿De qué lactobacilos, que son muy buenos para la alimentación de nuestra flora intestinal estamos hablando si la leche fue pasteurizada? Todo esto es peor por ejemplo en las famosas leches "larga vida" o U.H.T. que fueron esterilizadas a más altas temperaturas, de 150 grados durante 3 segundos la bajan a 83 grados y la envasan. Pero les aclaro que a pesar de que la leche está pasteurizada los microorganismos aparecen aunque a velocidades menores que de una leche sin pasteurizar, por eso pasó lo de la Jarra de mi abuela que era leche pasteurizada. O sea, que la leche a pesar de estar pasteurizada tiene microorganismos y para que se hagan una idea de cuantos, hay una ley americana que dice "La leche pasteurizada no debe contener más de 20.000 bacterias por mililitro y no más de 10 organismos de especies coliformes". ¿Especies coliformes? ¿Alguno de ustedes sabe cuáles especies de coliformes están tomando?

Para que se hagan una idea de lo que pasa con la leche una vez abierta, es que la población microbiana puede doblarse en un solo día y medio.

Sin embargo tienen que tener en cuenta que los quesos de leche no manipulada por la indus- tria, fermentados artesanalmente y respetando los tiempos de curación, plantean menos proble- mas de carácter antigénico al consumidor.

En la antigüedad había culturas donde los hombres querían adquirir el poder y la fuerza de un animal, entonces se comían a ese animal para adquirir los poderes sobrehumanos del tigre por ejemplo. Luego que se lo comían se colocaban las pieles sobre su cabeza para que los poderes del animal continuaran haciendo influencia en él. No me dirán que nunca vieron a unos de esos chamanes, que se colocaban las pieles del lobo o del tigre para determinados rituales. También otras culturas inclusive en las guerras se comían a sus enemigos, caníbales, justamente para adquirir todas las fuerzas de sus enemigos. Es una tradición muy antigua y que la vemos en muchas religiones, inclusive en la cristiana en un sentido figurado o metafórico, cuando se comen la "ostia" como si fuera el cuerpo de Cristo para adquirir todos sus dones, es algo figurado, pero que tienen que tener en cuenta para poder comprender a todas aquellas antiguas culturas. Porque uno se horroriza cuando hablamos de caníbales, pero nuestros orígenes muchas veces se encuentran allí. Ahora quizás luego de toda esta explicación a ustedes les podría parecer razonable, que si queremos estar fuertes como un toro hay que comerse un toro. Pues no, si queremos estar como un toro, lo que tenemos que comer es lo que come él. Comer lo que come un Toro o sea verduras y no confundan en comer cómo come un Toro, ya que nosotros somos animales pequeños y tenemos que comer menos que él.

Sentido común: El toro no se comió a otro toro para estar fuerte como un toro. Y tampoco creo que hayan visto a un toro tomando leche de una vaca o de cualquier otra especie. Entonces lo que el toro nos enseña es que en lo que come está la fuerza y el calcio que precisamos, es decir, en las verduras.

Pero entonces que vamos a hacer con los derivados de la leche, con los lácteos. ¿En realidad ustedes creen que yo no como queso? Me encantan los quesos y más cuando uno los come con un buen vino tinto. Con el tema de los lácteos es muy sencillo si a ustedes les gustan los lácteos, coman pero con moderación, ahora no coman porque "precisan" de ellos. ¿Me entienden? En el consultorio cuando una persona me dice que "precisa" comer lácteos por el calcio le digo que de ninguna manera, caso por ejemplo también de mi abuela, ahora si me dice que le apetecería comer quesos o yogurt en las ensaladas o con una copita de vino, etc., le digo que sí y con mucho gusto. Y en realidad es un buen tentempié para la tarde, una copita de vino con unos quesitos, eso sí, sin pan. Leyeron bien "sin pan", si quieren bajar de peso o tener una figura privilegiada no tomen las curvas del pan, es preferible quizás comer un poco más de queso y agregarle inclusive alguna aceituna, que comerlo con pan.

Tenía un paciente francés, muy amigo hoy, que tenía una manera o un ritual inmodificable durante años, pues luego de terminar de trabajar, se servía una copa de vino tinto y se comía un bocata de salchichón. Él estaba realmente preocupado con su nuevo hábito luego del tratamiento conmigo, cómo iba a sustituir ese grato momento del día. La solución fue sencilla, aprovechando todo su glamur, le dije que en vez de comer pan con salchichón, que se sirviera una pequeña tabla de quesos, azules y gruyere o camembert, etc., en realidad puede ser cualquiera. La cuestión es que todos los días dieciocho de cada mes me manda un email contándome que se sigue manteniendo en el peso y que está feliz con ese nuevo tentem- pié. Lo que él no sabe es que lo aprendí en su misma Paris. ¿Ustedes nunca se preguntaron la poca cantidad de obesos que tiene Paris? También recuerden no abusar del vino, pues una copa de vino equivale a un plato de pastas.

2º Mito

Este es otro mito, pues como les contaba lo del Toro ahora vamos a hablar del Caballo. Cuantas veces escuchamos por allí que precisamos comer carne por lo menos una vez por semana, por las proteínas que son necesarias para nuestros músculos. Mas cuando hacemos ejercicios, ya que el cuerpo supuestamente no sabe hacer músculos de las verduras. A ver, a ver...entonces de dónde sacan los músculos nuestros primos hermanos como los caballos, los toros y los elefantes. Hay que tener claro que son las "proteínas" y cuantos tipos hay, no solo la carne es proteína. Y lo que es más gracioso es que estamos cansados de escuchar por allí que la fuerza se mide en "HP" en "Horses Power" o sea "Caballos de Fuerza". O acaso nunca escucharon por allí que aquel motor tiene tantos caballos refiriéndose a la fuerza del mismo. Y entonces viene la pregunta: ¿Cuándo ese caballo, el del "Horses Power" comió carne? O sea nosotros para tener fuerzas como un caballo tenemos que comernos a un caballo y en realidad nos pasa todo lo contrario y nos olvidamos que él come verduras también.

Hay algo más que tienen que tener en cuenta, recuerdo una vez que le estaba explicando esto mismo a un paciente, acerca de las fuerzas de los animales que no comen carne y sin embargo son los más musculosos. Me dijo entonces "¿qué pasaba con el León?" y se quedó riendo como diciendo "toda tu teoría de la carne se te fue al piso". Sin embargo le expliqué que entre el hombre y el león hay una gran diferencia, él sí tiene un organismo para comer carne, ya que él es carnívoro. Entonces él me respondió que "nosotros también, pues somos omnívoros (comemos de todo)". Sin embargo yo le insistí que somos diferentes, pues el león, ese bicho tan hermoso que pesará unos doscientos kilos o más, que es más grande que nosotros tiene apenas un aparato digestivo de tres metros. ¿Y? me respondió él, pues que nosotros tenemos un aparato digestivo de doce metros. ¿Y eso que tiene que ver? me preguntó. Pues que el león se come la carne e inmediatamente antes de que se descomponga la elimina, tiene un aparato digestivo demasiado corto en comparación a todo su tamaño y nosotros tenemos un aparato digestivo demasiado largo en comparación también con nuestro tamaño. O sea que somos bien diferentes.

Nosotros comemos carnes, y hablo de carne cuando la faenamos nosotros, pues la carne una vez muerta comienza a descomponerse también a velocidades vertiginosas y se convierte en "carroña". El león mata a su presa y se come la carne fresca y cruda, nosotros comemos carne muerta muchos días atrás, con su período de putrefacción activo y todavía lo que no se pudrió en el exterior se termina de pudrir en nuestro organismo que es demasiado largo para un alimento que se pudre tan rápido. Y otra cosa que tendrían que tener en cuenta, es que el león cuando ataca a su presa, lo primero que come de ella son sus intestinos, o sea, donde la víctima está haciendo la digestión de todas las verduras. Los aparatos diges- tivos para disolver las verduras son largos, hay animales como la vaca que precisan "rumiar" para poderlas digerir. Y nosotros tenemos un aparato digestivo que está mejor diseñado para vegetales que para las carnes, ¿acaso no se dieron cuenta de la diferencia que tenemos por ejemplo en los dientes? Nosotros no tenemos dientes para desgarrar, son apenas para masticar. Y si aplicamos nuestro sentido común, ustedes cuando acarician a su perro o ven un ternerito en el campo no se les lanzan a morderle el cuello o clavarles los dientes en el vientre.

Sin embargo cuando pasamos al lado de un árbol que está lleno de manzanas, y esto es divertido, ya que por más carnívoros que creamos que somos, nos dan ganas de tomar una manzana. Esto es el instinto, nuestro verdadero instinto sometido a la

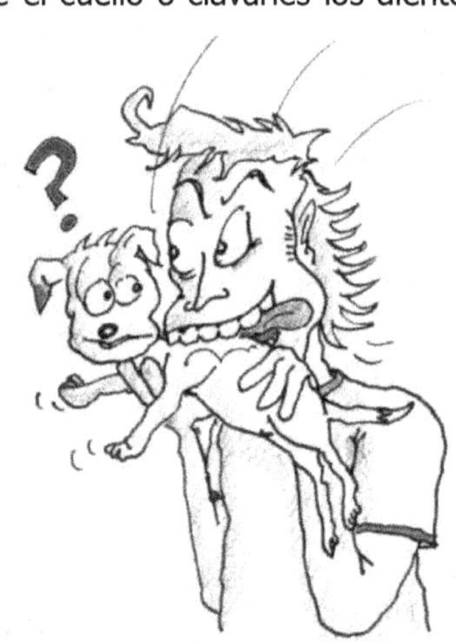

Cuando acarician a su perro o ven un ternerito en el campo no se les lanzan a morderle el cuello o clavarles los dientes en el vientre.

cultura que nos rodea y que a veces se nos escapa.

Ya sé lo que me van a decir, "pero entonces solamente tenemos que comer verduras y punto". En realidad los que pueden que así lo hagan pues sería lo ideal, el punto es que para aquellas personas que están acostumbradas a comer platos elaborados con carnes asadas y que le encanta la carne, que la coman, pero no porque la precisan o porque la tienen que comer una vez por semana, que la coman porque les gusta y punto. No busquen el equilibrio nutricional con la carne pues ella no se los va a dar nunca y de todo el aporte supuestamente de hierro que tiene, también lo pueden conseguir en los vegetales de color verde oscuros, como las espinacas, las radichas, la rúcula, etc.

Pero entonces cuando tenemos Anemia que nos mandan comer "Hígado saltadito con cebolla" y comer carne, ¿qué le decimos al doctor? En realidad si no les preocupa comer carne háganle caso al doctor, por algo van a consultar con él. Si no van a tener en cuenta su opinión no vayan a escucharla. Pero si son vegetarianos y les diagnostican Anemia, coman verduras oscuras y por ejemplo Melaza de Caña o algún guisito de lentejas y claro, supervisados por médicos también.

3er Mito

"El desayuno tendría que ser la comida más importante"

Esto ya fue explicado anteriormente. Pero no está demás repetir algunos conceptos para que nos queden bien grabados. ¿Recuerdan aquella máxima nutricional que decía "Desayuna como un rey, almuerza como un príncipe y cena como un mendigo"? Pues aquí vamos a cambiar todo este orden basándonos en los horarios digestivos de nuestro cuerpo. Si bien antiguamente se creía que el desayuno tenía que ser la comida más importante del día, basándose en que veníamos prácticamente de un ayuno nocturno y necesitamos mucha energía para enfrentar el día. Ahora bien, como fue explicado anteriormente nunca se puede romper un ayuno con una suculenta comida, tiene que ser gradual para que el aparato digestivo no pase de estar en reposo a grandes velocidades.

Es lo mismo que cuando salimos a correr, primero hay que calentar y luego de a poco vamos aumentando la marcha.

También tenemos que tener en cuenta los tres horarios digestivos de ocho horas que tiene nuestro organismo en armonía. Estos fueron descubiertos y estudiados principalmente por el sueco Are Waerland, por T. C. Fry, del American College of Health Science y el psicólogo Gay Gaer-Luce. Ellos fueron los que iniciaron el camino de miles de investigadores y científicos que se han ocupado de los ritmos del funcionamiento del organismo. Los ciclos naturales del cuerpo, apropiación, asimilación y eliminación. El ciclo de la APROPIACIÓN arranca con nuestra comida del almuerzo, luego de 8 horas de nuestra primer gran comida comienza el horario de la ASIMILACIÓN que tendría que arrancar a partir de la última comida o cena y luego el horario de ELIMINACIÓN que termina justamente un minuto antes de la apropiación. O sea que en la mañana estamos prácticamente eliminando todos los desechos alimenticios que nuestro organismo no pudo asimilar. Y aquí es importante destacar, que los desechos alimenticios son "toxinas". Fue el doctor

John H. Tilden, quien habló por primera vez de la toxemia del organismo humano en 1926, el explicó que "los excesos de toxinas corporales son los precursores de la obesidad". Por eso lo ideal para que este ciclo se lleve a cabo con éxito, es comer algo que facilite justamente la eliminación o por lo menos no la interrumpa, por eso es que aconsejamos o bien infusiones o bien frutas ya que estas se pre-digieren prácticamente en el esófago.

Ahora a partir de esta explicación pienso que queda un poco más claro, el por qué del mito de que el desayuno tendría que ser nuestra comida más importante, si es importante, pero en calidad y no en cantidad.

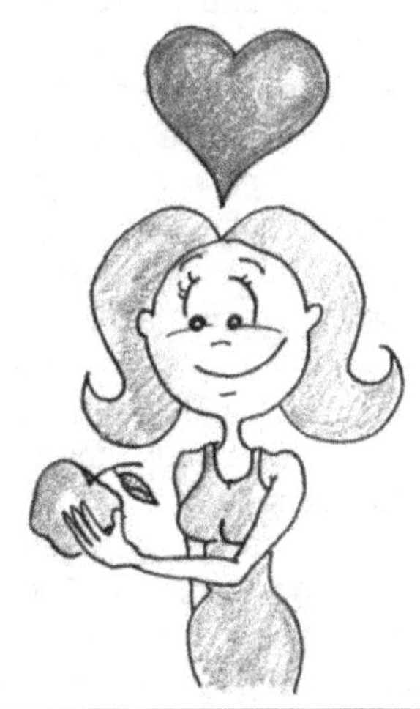

Para el desayuno aconsejamos infusiones o frutas ya que estas se pre-digieren prácticamente en el esófago.

4° Mito

"Las frutas después de las comidas"

Como había dicho anteriormente, las frutas se pre-digieren, que quiere decir esto, que la mayoría de las frutas una vez que las masticamos no precisan de todo ese trabajo complicado y pesado que lleva una comida normal. Las frutas por lo general se digieren en solo veinte minutos. ¿Qué tiene que ver eso de los tiempos? Pues para que se hagan una idea, ya que lo que determina si una comida es pesada o no, o bien combinada o no, es justamente la velocidad de la digestión. Por ejemplo un plato de pastas de trigo duro, demoramos en digerirlo aproximadamente una hora y un churrasco o asado demoramos tres horas aproximadamente. ¿Recuerdan aquellas consignas del verano? Que había que esperar aproximadamente tres horas para tomar un baño de playa luego de hacer la "supuesta" digestión. Ahora se dan cuenta que no es tan así. Pues un plato de bistec con pasta demora más de ocho horas. ¿Y dónde están las tres horas del bistec y la hora de la pasta? Se pierden en la mala combinación del plato, es como mezclar "Nitro" y "Glicerina", por separado no son peligrosos pero combinados son una bom- ba. De todas maneras ahora no iba a hablar de las combinaciones, simplemente del sentido co- mún de las frutas, cuando comemos las frutas de postre, ellas en vez de durar sus escasos veinte minutos, se mezclan con el bolo alimenticio y pa- san a durar lo que dura el plato de comida que se comieron anteriormente, a diferencia que la fruta va a fermentar con la comida y por lo tanto va a engordar. Por eso recuerden las frutas tienen que comerse siempre antes de las comidas, por lo menos veinte minutos antes o bien a media mañana como aperitivo o varias horas después.

Tienen que tener en cuenta, que para muchos nutricionistas naturistas, especifican que la fruta es el alimento más importante que podemos comer y digo alimento, no comida exquisita. Una manzana por ejemplo aporta muchísimo más nutrientes que un guiso, pero claro, quizás no nos satisfaga como el guiso de la abuela.

Así como les decía que las frutas tienen que ir antes de las comidas, también les puedo agregar, que un muy buen desayuno puede ser un vaso de agua con limón. Muchos naturistas suplantan el café, el té, el alcohol, las gaseosas y la leche por zumos de frutas y verduras. Para aquellos que prefieran comer las frutas en forma de zumos, les aconsejo que la tomen en sorbos pequeños, para que se mezcle bien con nuestra saliva antes de ser tragada. En la India, Mahatma Gandhi decía lo siguiente "bebe tu comida y mastica tu bebida", el ejemplo es claro, masticar bien los alimentos hasta hacerlos líquidos y tragar a los líquidos tan lentamente como si fueran sólidos.

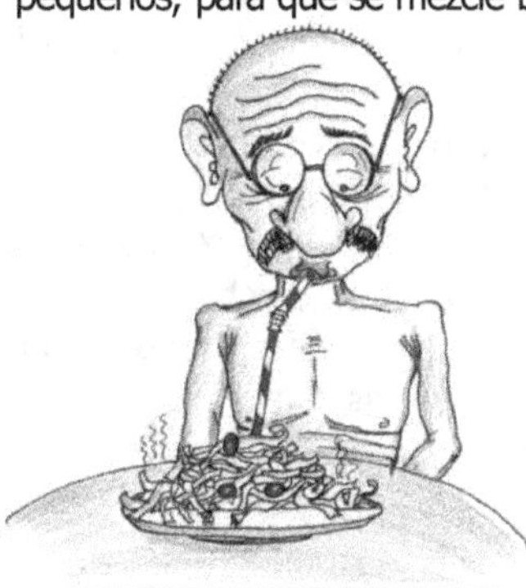

Mahatma Gandhi decía: "bebe tu comida y mastica tu bebida".

¿Cuál es el mejor horario para comer frutas? Siempre y cuando nuestro estomago esté vacío. Por eso lo mejor es en el desayuno, recuerden esta máxima, un desayuno pesado se va a transformar en un día extremadamente pesado.

Para aquellos que se han acogido a este plan, de purificación, y han adoptado la nueva costumbre de desayunar frutas o prácticamente nada, si por alguna casualidad notan una subida de peso en los primeros días, no se alarmen, se debe a que el cuerpo se está preparando para la tarea de expulsión de toxinas, entre gases y retenciones de líquidos en el intestino. Muchas veces pueden aparecer los mismos síntomas que se verifican en un ayuno purificador, como dolores de cabeza o corporales, o que se puede sentir cansado en los primeros días, con síntomas como diarreas, etc. Ustedes no se asusten y continúen con su plan de equilibrio, si los síntomas son muy molestos, pueden tomar cualquier colagogo a base de alcachofas , boldo y menta, que ayude al hígado a purgar esas toxinas y eliminar de esa manera los síntomas molestos.

También con respecto a las frutas, habría que distinguir que hay varios tipos de frutas, las fru- tas ácidas, las semiácidas y las dulces. Y que en- tre ellas muchas veces tampoco se combinan así como así, este punto lo explicaré más adelante cuando detalle cómo se combinan los alimentos.

5º Mito

"El café es malísimo"

No se asusten, pues no voy a decir que es bueno. Pero de ahí a que sea malísimo como muchas veces escuchamos por ahí, estamos muy lejos. Cuando decimos que es malo tenemos que tener en cuenta con respecto a qué, ya que decimos que la leche vacuna es buena y les aseguro que es peor que el café. Por lo tanto si sigo ese razonamiento que la leche es buena el café es algo maravilloso.

Es verdad que el café tiene cafeína que es un fuerte excitante, y que eso puede ser perjudicial para muchas personas que tienden a sobre excitarse. Pero tomándolo con moderación se puede disfrutar muchísimo de esa infusión. Pues es una bebida drenadora y limpiadora de nuestro organismo. Pero como todas las cosas no se puede abusar, es como que diga que el agua es mala porque personas que tomaron en grandes cantidades se ahogaron. No hay que ser tan extremista en la vida. A muchos de mis pacientes cuando realizan el tratamiento Ankshu les mando tomar café como compañero de jornada y como purificador. Hay veces que cuando realizo mis ayunos por ejemplo en España, cruzo a la cafetería que tengo en frente de mi consultorio y experimento algún café exótico como de Indonesia, o el puro de Etiopía, hay veces que realizo mezclas, de tex- turas y aromas. En Uruguay tenemos un lugar que se llama "El Palacio del Café", allí uno pide un poquito de cada uno, mezclados con moka por ejemplo o fuertes y pequeños. Es un lindo pasatiempo cuando lo único que se puede hacer son beber infusiones, a veces hago lo mismo con los té, se los recomiendo.

Quiero aclararles que a pesar de no estar en contra del uso del café, les aconsejo a aquellas personas que están con sobrepeso, que consuman café pero descafeinado, ya que la cafeína asciende también los niveles de insulina, produciendo muchas veces enlentecimientos de quema de grasas.

El café era una bebida sagrada en algunas culturas del mundo, hay una leyenda muy antigua que circula por el norte africano, que narra cuan- do el profeta Mahoma un día había caído enfermo y estaba abatido, sin fuerzas. Fue cuando apare- ció el arcángel Gabriel para devolverle la salud y la fuerza. Dicen que le ofreció una bebida negra, como la "Akaba" o Piedra Negra de La Meca. Una vez que bebió esa bebida sagrada el profeta continuó con su peregrinación en la tierra.

El café tuvo su origen en Etiopía, una tierra que desde la más remota antigüedad seducía a las culturas vecinas como los egipcios y los judíos. Los aromas, la música Reggae y las mujeres de ese lugar han vuelto loco a más de un rey en la antigüedad. Su música continúa seduciendo en todas las playas del mundo y en movimientos liberales de expresión espiritual. Hace muy poco tiempo en uno de mis viajes, elegí Etiopía para visitar los distintos monasterios de aquella tierra, y me encontré con toda la ceremonia del Café. El café en Etiopía representa mucho más que una infusión, es todo un símbolo social. Para el etíope es todo un honor invitar a un extranjero a la casa a participar de la ceremonia del Café o "Bunna" como le dicen ellos, allí estaba con unos amigos cuando nos invitaron. Realmente uno se puede pasar toda una tarde en este rito y lo que es más gracioso, es que en algunas casas lo pueden hacer varias veces en el día. Las mujeres son las encargadas de preparar y llevar a cabo ese ritual que consiste en hacer tres tipos de cafés, realmente vale la pena experimentar esta ceremonia. Pues primero los tuestan delante de ustedes, luego los muelen y por último los hierven. Como les decía al hacer tres tipos de cafés, el primero que sale del primer hervor es para el invitado o para la persona más importante de la casa, luego viene el segundo hervor y así hasta el tercero que es un sabor suave y se reparte entre los más jóvenes. Aquí se toma hasta el café con sal. Pues como les decía el café tuvo su origen en este lugar de África, pero fue por los musulmanes que peregrinaban a la Meca, que comenzaron a transportarlo para consumir en otras regiones arábigas. En algunos lugares el café tomó dimensiones de mensajero de los dioses, donde se podían leer mensajes del más allá, como la borra del café.

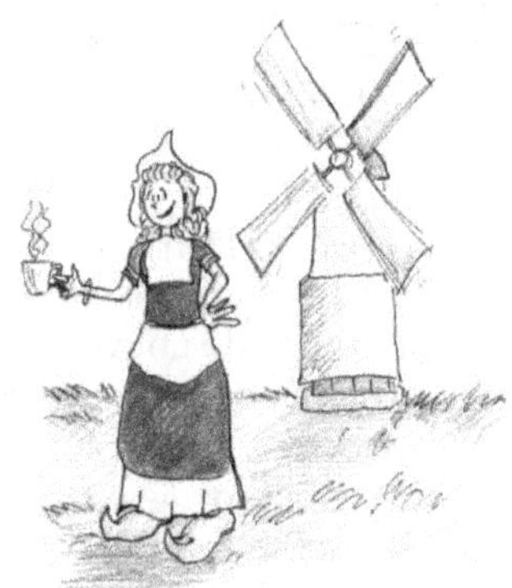

Fue por los Holandeses, que el café tomo las características comerciales de hoy en día. Ellos fueron los que prácticamente lo llevaron a todo el mundo...

Definitivamente fue por los Holandeses, que el café tomo las características comerciales de hoy en día. Ellos fueron los que prácticamente lo llevaron a todo el mundo, desde sus plantaciones de Ceilán, hasta las Guyanas Holandesas en Sudamérica, Brasil y otros países.

6º Mito

"El ayuno durante el día no es bueno"

Uno de los nutricionistas americano que se ha puesto a favor del ayuno, fue el señor Harvey Diamond, que dice que "de la misma manera que una planta buscará siempre la fuente de luz, sea cual fuere el lugar de la habitación donde se encuentre, así nuestro cuerpo pugnará siempre por la perfección". No debemos olvidar esto, ya que hay que tener en cuenta que este libro pugna a favor del ayuno, como camino de purificación natural o de desintoxicación. Pero para esto hay que considerar lo que siempre recalco, el problema no es no comer sino en cómo dejamos de no comer.

Es muy importante destacar que hay personas que por sus actividades laborales les es imposible comer bien durante el día, pero luego llega la noche y lo primero que hacen es una invasión a la cocina tomando de rehén a la heladera. Eso sí que es un caos y eso es lo que pasa cuando estamos muchas horas sin comer y somos incapaces de controlarnos, también que nuestro metabolismo se va haciendo cada vez más lento y de pronto el organismo tiene que comer todo lo que no comió durante el día. Eso sí realmente es malo y una barbaridad.

Cuando estamos muchas horas sin comer, lo que conviene saber primero el por qué del ayuno, si es como medida de purificación por el desajuste del día anterior, tienen que tener en cuenta que lo tienen que romper con frutas y que ese día de líquidos puede estar acompañado de infusiones y caldos de verduras. Ahora si es porque las obligaciones laborales nos imponen esas largas horas de ayuno, traten de cuando salgan del trabajo llevarse frutas o tomar algún zumo de frutas natural, para no invadir la cocina cuando lleguen y si es muy a menudo que les pasa eso, tengan en su casa una olla con sopa o caldos, para hacer el primer plato un previo calentamiento del aparato digestivo.

Otro problema que puede traer esas largas horas sin comer, es el famoso "picoteo" que uno tiene en el trabajo, "pellizcando" de lo que trajo el compañero, o una "bajada flash" a la panadería y comerse unos croissants, eso es lo peor, el "picoteo" que el cerebro no registra y que luego después de toda la porquería que estuvo comiendo durante todo el día, convencido de que no comió nada, atraca a todos los alimentos de la cocina. O sea que para redondear un poco este mito, el problema no está en lo que no como, sino en lo que como después de esas largas horas de inanición.

Hay que tener en cuenta que cuando el ayuno es obligado y no voluntario, puede ser nocivo. Pero especialmente para nuestra psiquis o estructura mental. Si el ayuno o esas largas horas de inanición no están cargadas de pensamientos positivos, risas o esperanzas en una situación mejor, es necesario cortar con ese proceso.

7º Mito

"Los cereales, los lácteos, las carnes y el pan son la base de la pirámide nutricional"

¿Cómo podemos afirmar una cosa así? Ya fue explicado el tema de los lácteos, el tema de las carnes y nuestros dientes, ahora nos queda el pan y los cereales. Una pregunta que se desprende de lo absurdo es la siguiente: ¿acaso el pan florece por los campos? El pan fue inventado luego de que los hombres tuvieron el manejo del fuego, ya que el mismo si no es cocinado no puede ser comido y el hombre es el único animal que tiene como alimento principal algo que tiene que ser elaborado a través del "fuego" y no uno que se presente en la naturaleza. El hombre hace apenas unos miles de años que maneja el fuego (tenemos que tener en cuenta que nosotros estamos po- blando la tierra hace aproximadamente un millón de años), pues bien, ¿el pan que tiene unos miles de años siempre fue la base de nuestra pirámide nutricional? No, claro que no. No solamente no forma parte de nuestra base nutricional sino que el pan es uno de los factores que nos desequilibra nuestro organismo. ¿Acaso no saben que lo pri- mero que se les priva a los gordos es el pan? ¿Y la base nutricional? Somos los únicos animales que comemos los alimentos procesados a través del fuego y somos los únicos animales gordos, aparte de nuestros animales que tenemos en casa y los obligamos a comer las porquerías que comemos nosotros.

Hay muchos científicos que sostienen que a partir que dominamos el fuego en la cocina, aparecieron nuestros grandes problemas de salud. En el libro "Natural Weight Control" del doctor Walker plantea que "cada célula de nuestra estructura corporal y cada célula de los alimentos naturales contienen y están animadas por la vida silenciosa conocida con el nombre de enzimas. Sin embargo, esta atracción de tipo magnético solo se encuentra en las moléculas vivas. Las enzimas son sensibles a las temperaturas superiores a los 54o C, por encima de la cual mueren. Cualquier comida que haya sido cocida a temperaturas superiores a ésta ha sido sometida a la sentencia de muerte de sus enzimas y no es más que alimento muerto."

Hay muchos naturistas que están a favor del crudivorismo, o sea de comer las cosas crudas. El tema que para el que no está acostumbrado, le puede resultar un poco difícil.

Pero hoy por hoy tenemos unos muy buenos chefs que se dedican a hacer platos que pueden resultar muy buenos y exquisitos, como ser: Tempura, Sushi, Sashimi, Arenques o Herings, Carpaccio, Steak tartare, etc. El hombre desde que está en la tierra intentó transformarla a su manera y jamás intentó adaptarse a ella, siempre nos tuvimos que vestir, cocinar y dominar. ¿Nunca se pusieron a pensar que "bichos raros" somos?

Hasta estamos pensando en la existencia de extraterrestres para algún día pelear contra ellos o dominarlos, cuando ya no quede nada en la tierra que dominar. Realmente "el poder" es un vicio o adicción, y quizás una de las peores.

Pero estábamos hablando del fuego y de los alimentos cocinados, hay que tener en cuenta que

los cereales hoy por hoy, los comemos cocidos al igual que el pan. Si bien son Hidratos de Carbono, hay que tener en cuenta que tenemos dos tipos de Hidratos de Carbono, los simples y los compuestos. Los simples son las frutas por ejemplo y los compuestos es el pan. Hay que tener en cuenta que los Hidratos de Carbono son azúcares; ahora bien, la diferencia radical que tienen ellos es cuando entran a jugar en nuestro metabolismo, pues los hidratos de carbono simples como las frutas, primero se descomponen en fructuosa antes de convertirse en sacarosa, sin embargo los Hidratos de Carbono compuestos se convierten directamente en sacarosa. A nivel metabólico pasa lo siguiente, los Hidratos de Carbono Simples van descomponiendo sus cadenas en dos pasos, primero para fructuosa y luego de a poco se van convirtiendo en glucosa, de esa manera al páncreas le da el tiempo de ir controlando la nueva aparición de glucosa a través de la insulina. Pero con los Hidratos de Carbono Compuestos, directamente se convierte en glucosa, por lo tanto la insulina se eleva a velocidades vertiginosas produciendo lo que se llama "Hiperinsulinemia". ¿Qué es la Hiperinsulinemia? La insulina queda por las nubes y por lo tanto para poder compensarse precisa nuevamente de glucosa, por eso es que el cuerpo demanda más "Hidratos de Carbono compuestos".
¿Nunca se preguntaron porque no pueden comer solamente una galletita?

Pero para ir redondeando es a partir de los cereales cocinados y los azucares refinados, que nuestra especie, comenzó a sufrir la famosa Diabetes tipo II. Nuestra especie cada vez es más diabética y más obesa.

8ᵛᵒ Mito

"El chocolate es malo"

¿Cuántas veces hemos oído que el chocolate engorda? Millones de veces y estarán pensando que ahora yo les voy a decir que adelgaza, pues ninguna de las dos cosas. El punto es que el chocolate no es tan malo como parece. Pero lo que tenemos que tener en cuenta es que hay varios tipos de chocolates, chocolate con leche, chocolate con nueces y avellanas, rellenos de crema y el famoso amargo.

Tenía un grupo de pacientes muy gracioso, que al final terminaron siendo mis amigos y con los que luego me juntaría todos los jueves a comer un espectacular asado. Ellos tenían un hobby, eran corredores de autos y solamente vinieron al consultorio para bajar unos diez ki- los en tiempo rápido, de esa manera le podrían poner diez litros más de combustibles a sus co- ches. Ustedes saben que a los coches antes de las carreras los pesan en una balanza con el piloto dentro y tiene que tener un peso medio estándar para competir, de lo contrario se sube o se baja de categoría al coche, exactamente igual que en el boxeo.

El punto es que a ellos les importaba un bledo su salud, ellos solamente querían bajar kilos así podían compensar los kilos que bajaban con la gasolina que le podrían echar a su coche y como se podrán imaginar estaban todos pasados de peso. Quizás ustedes nunca se percataron de las temperaturas que tienen dentro de esas cabinas, pues la temperatura me han dicho que llega algunas veces a 60º. El punto era como iban ellos a hacer el tratamiento del Método Ankshu o sea una dieta hídrica sometidos a tan altas temperaturas en los entrenamientos. Ellos habitualmente comían un plato de pasta, para no descompensarse, pues con el método Ankshu ellos no podían comer pasta, así que les di la idea de que comieran chocolate amargo durante los entrenamientos. Estaban felices, ya que no podían creer que comiendo chocolate se podía adelgazar.

Un día estaban todos juntos en la sala de espera de mi consultorio y comentaban en voz alta, cómo era posible que comiendo chocolates se podía adelgazar un kilo por día. No está demás contarles que la sala de espera estaba rebozando de gente y entonces una a una de las mujeres que iban entrando a mi despacho comenzaron a increparme que como era posible que esos muchachos que estaban afuera se les permitiera comer chocolate y a ellas no. El punto es que muchas pacientes comenzaron a comer chocolate amargo en sus horas pico de estrés, antes que tomarse por ejemplo un cafecito o cualquier otra infusión y santo remedio, continuaron bajando.

El problema con el chocolate es exactamente igual que con el veneno, es bueno en determinada dosis, pasándose la dosis puede resultar mortal. Por eso aconsejo a comerse un "batón" de chocolate amargo y solo cuando no hay más nada que lo acompañe, eso de comérselo al estilo español con pan "jamás", aunque sea muy rico (un "batón" de chocolate equivale aproximadamente a 50 grs.).

Otra cosa que tienen que tener en cuenta es que el cacao tiene un alto contenido de Magnesio, fundamental para compensar las altas dosis de Cloruro de Sodio o sea de la Sal, el Magnesio es un mineral que regula también el Calcio orgánico y el inorgánico de nuestro cuerpo y nuestro hu- mor positivamente.

9º Mito

¿Cómo les podría explicar que mi alimentación hoy por hoy es a base de pastas y ensaladas? Tenemos que tener en cuenta que existen dos ti- pos de pastas, la pasta de trigo duro o sémola (la típica italiana) y la que está hecha al huevo, ésta, por lo general, es la pasta fresca. Ustedes no se pueden poner tan exquisitos en decirme que la pasta de trigo duro no les gusta y que matan por la de huevo, en realidad el sabor es prácticamente imperceptible, cambia solamente en los minutos de cocción. ¿Cómo sabemos cuál es una y cuál es la otra? Tienen que comenzar a leer las etiquetas de los ingredientes que vienen en los paquetes, no tiene que decir "huevo" en ninguna forma.

Les aseguro que comiendo solamente pastas con ensaladas bien combinadas "sin pan" pueden comenzar a adelgazar de una manera muy saluda- ble. ¿Pero qué hacemos si salimos por ahí y nos va- mos a un restaurante italiano? Tienen tres maneras de pedirla o "al pesto", a la "salsa de tomate" o solas con aceite de oliva, si quieren puede ir acompañada de una ensalada con todas las verduras que quieran. Eso sí, nada de "Carusso" o "Carbonara", o la famosa "cuatro quesos", eso de meterles salsas con crema doble o nata como le dicen los españoles no va. Ahora si por alguna rara casualidad les toca un plato de esos en la casa de unos amigos, jamás traten de "empujar" con pan el "juguito" del plato, pero consideren que esa comida es una del día "D" y les aseguro que engorda si no toman las medidas pertinentes del "Día después" que está explicado más adelante.

III
Fuentes históricas

"La diferencia que existe entre el veneno y el remedio es la dosis"

Veremos como todos los filósofos de la antigüedad nos pueden dar un aporte a nuestra manera de pensar y ver el mundo de una manera diferente.

Si nos remontamos a la antigüedad del Antiguo Egipto nos encontraremos con la filosofía Neferish, o "el arte de alimentarse", con mi padre aprendí que la comida no solo nos puede alimentar, sino más que nada que la comida nos puede curar. Obvio que si usamos el sentido común, tendríamos que pensar que las enfermedades muchas veces también pueden ser causadas por la comida. O sea, nosotros somos lo que comemos como dijo aquel médico de la Edad Media, y por lo tanto nosotros padecemos lo que comimos mal. Un ejemplo claro es cuando nos muerde una serpiente, el veneno no tardará en hacernos sentir una multitud de síntomas, como la visión borrosa, la fiebre, la falta de aire y si no tomamos una actitud de inmediato nos asfixiamos, pero ¿cuál es la actitud que debemos tomar frente a una mordedura de serpiente? Es aplicarnos el mismo veneno que nos inoculó ella en su mordida. O sea el médico antiguo aplicaba el suero a base del veneno. Entonces uno se preguntaría ¿cuál es la diferencia entre el veneno y el remedio? Es la dosis.

Saber dar la dosis era la antigua medicina, saber cuál era el límite de cada cosa, era la salud. Por eso estar siempre fuera de los límites o fuera de un orden puede ser desastroso y la obesidad es un ejemplo claro de esto.

Al principio, cuando mi tratamiento no era muy conocido en la sociedad, los médicos siempre estaban prontos encendiendo las hogueras para en cualquier momento, apuntalarme a un madero. Les decían a mis pacientes que teníamos en común, que luego de haber realizado el tratamiento se realizaban análisis, para que los recuentos numéricos de sus resultados les informaran supuestamente de su salud con respecto a la población. Para sorpresa de esos médicos, los resultados estaban óptimos, los niveles de POTASIO, lo que ellos siempre acusaban estaban por allá arriba en los máximos, los niveles de Hemoglobina y los de los glóbulos rojos también. Al final la conclusión era: "Usted tuvo suerte señora de que no le haya pasado nada", ¿cómo un profesional, luego de haber estudiado más de ocho años en una facultad, luego de haber sido practicante en distintos hospitales y de haber aprendido el método científico, que consta de experimentar y luego sacar las conclusiones, puede hablar de "Suerte", de "Azar"? ¿Acaso la suerte y el azar existe para un científico? Es verdad que podríamos hablar de un hecho casual, ¿pero si dos personas tienen los mismos resultados? Podemos hablar de "casualidad" ¿pero si tres personas tienen los mismos resultados? ¿Acaso no es una ley? Por mi experiencia, les aclaro que tengo un fichero con más de dos mil casos, y todos con resultados excelentes, ¿entonces qué tengo que decir?

¿Ustedes se preguntarán por qué doy el ejemplo de la hoguera como si estuviéramos en la Edad Media?, es muy sencillo, ¿acaso en la Edad Media no se acusaba a aquellos que hacían los experimentos o sacaban conclusiones de sus observaciones? ¿Y no eran los inquisidores que se basaban en lo que solamente creían sin importarles lo que veían ante sus ojos? Faltaban que respondieran que era por ciencia infusa y punto; y al diablo con las observaciones.

Gracias a Dios Uruguay es un país muy pequeño, no llega a tres millones de habitantes, su capital Montevideo con apenas un millón y medio de habitantes es un pueblo grande y no una ciudad pequeña. Imagino que conocen aquellos dichos con respecto a los pueblos, "pueblo chico infierno grande" porque todo el mundo se conoce desde siempre y los rumores siempre están a la orden del día. O por ejemplo "nadie es profeta en su propia tierra", este es un dicho que data de las Antiguas Escrituras como la Biblia. Pues bien, ser reconocido en un pueblo así es muy difícil y todavía en un país tan cerrado y conservador como ese, más aún. Pues este tratamiento que les voy a explicar más adelante ha hecho suceso y la mitad de mis pacientes en Uruguay hoy por hoy, son médicos.

Hoy atiendo en distintas ciudades del mundo y en ninguna ciudad me costó tanto trabajo como la misma Montevideo, lo que desarrollé en apenas unas semanas en España por ejemplo, me llevó más de diez años en Uruguay. Y les aclaro, a mí por sentido común me serviría mucho más estar viviendo en Europa que en Sudamérica, pero cuando uno llega a cierto nivel dentro de su propio país y su gente, es algo tan gratificante que no se puede cambiar. Por ejemplo al entrar dentro de un supermercado cualquiera y encontrarse con un ex paciente que le sonríe y no que le tira una lata de sardina por sentirse traicionada o que se esconda detrás de las góndolas para que no vea como se ha puesto nuevamente, eso es muy gratificante y realmente no tiene precio. Ese es el verdadero capital que hoy tengo, la gratificación de la gente. También está escrito en la Biblia el gran mandamiento nutricional que hoy en día los grandes nutricionistas del mundo emplean como principios de "sus" teorías, en el libro de Éxodo capítulo 16 versículo 12, Moisés explica cómo no se debe mezclar las proteínas con los hidratos de carbono.

Pero como les decía vamos a las primeras fuentes de la Nutrición, nos remontaremos a Egipto, donde los sacerdotes consideraban a la comida como fuente de medicina, que eso incluso lo podría desarrollar en otro libro más adelante, en la antigüedad una de las leyes básicas de la nutrición era no mezclar por ejemplo la leche con la carne, está escrito en la Biblia inclusive, en el libro de Levítico capítulo 11 versículo 21 que "no mezclarás la leche de la madre con la carne de su hijo", pues bien, esa es una de las combinaciones que tenemos que respetar. Si algún día nos apetece el plato típico del Río de la Plata como "Matambre a la leche" ya saben que tienen que tomar las mejores medidas para luego eliminarlo.

Pitágoras, un filósofo del siglo VII A.C., no solamente estaba a favor de los ayunos, sino que les obligaba a sus discípulos como examen de ingreso a su escuela de Crotone en el sur de Italia, un ayuno de cuarenta días. Primero había que purificar al cuerpo para que las enseñanzas del Maestro no tocaran un cuerpo contaminado. Tendrían primero que visualizar donde está ubicado Crotone para que se den cuenta del sacrificio que este Maestro les pedía a sus discípulos. Las ruinas de Crotone están prácticamente en un desierto en el sur de Italia, en la zona de Sibari. El único pasatiempo que imagino que tendrían aquellos muchachos de la antigüedad sería seguramente ir a las playas muy bonitas de esa zona, pero no. Eran custodiados por Instructores que nadie salga de la disciplina. Mas allá de las enseñanzas que este Maestro les inculcaría a sus discípulos, habían una cantidad de reglas con respecto a la comida que había que cumplir una vez "iniciados" en la escuela. Una por ejemplo era jamás comer "porotos" o como dicen en España "judías" por los gases que causaba. También marcaba un desayuno frutal, parecido al de los Esenios de las costas del Mar Muerto.

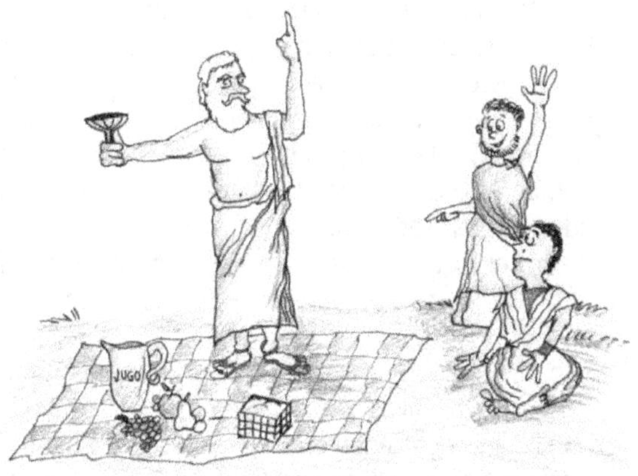

Mas allá de las enseñanzas que este Maestro les inculcaría a sus discípulos, habían una cantidad de reglas con respecto a la comida que había que cumplir una vez "iniciados" en la escuela.

Lo que les quiero decir con esto, es que los grandes templos y las grandes escuelas de la antigüedad tenían algo que ver con los alimentos. No olvidemos que nuestro cuerpo es el recipiente de algo maravilloso que somos nosotros mismos, si fuéramos espirituales les diría que llevan una chispa divina, si somos más racionales, les explico que llevamos una carga energética que mientras mejor esté el cuerpo o polarizado esté, más energía tendremos a disposición. Nacimos para ser felices y es de acuerdo muchas veces a cómo llevemos nuestro cuerpo que eso se va a ver reflejado. O sea que el cuerpo como receptáculo de lo que ustedes crean, mientras en mejores condiciones esté mejor estará el contenido.

Si me preguntan a mí que es lo que habría que hacer si yo estuviera "intoxicado", que se entienda esta palabra como excesos de toxinas, ya sea por una patología o bien "obesidad" por tener unos kilos o bastantes de "sobrantes" y no "reservas" como muchas veces les decimos de "grasa". De "grasa" que hay que entender que no solamente la tenemos en los "michelines", la tenemos dentro de nuestros torrentes sanguíneos en forma de colesterol y triglicéridos, o bien rodeando los órganos vitales como el corazón, el hígado y los pulmones, etc.; pues bueno lo que haría primero sería una buena desintoxicación o purificación de mi cuerpo de todas esas cosas, para eso tendría que purgar a mi organismo. Un camino es a través de la dieta hídrica como les explique anteriormente con el Método Ankshu, o un Semiayuno de frutas o una dieta de líquidos a base de caldos de verduras. El punto es que a medida que estemos más intoxicados más tiempo necesita- mos de purificación, eso ya lo saben no es lo mismo perder un kilo que perder diez que se necesita un poco más de tiempo. En este proceso estaríamos estirando el ciclo de Eliminación a más de 8 horas e inclusive llevarlo a días.

Les aseguro que cambiando la filosofía de la alimentación buscando la purificación de a poco llegarán al equilibrio.

Otras de las cosas que me enseñaron en la escuela filantrópica cuando era niño, era que había que irse siempre a la cama con un poquito de hambre. Ese método que es una formación sacerdotal prácticamente quizás les pueda ayudar para marcar el límite de hasta donde como o no. Pues muchas veces pensamos que si vamos a un Restaurant tenemos que terminar el plato como cuando éramos chicos, ahora ya no es así, recuerden que tienen que encontrar "su" límite, a ustedes les están sirviendo un plato que el Chef que está en la cocina no sabe si ustedes son hombres o mujeres, si miden dos metros o uno cincuenta, por lo tanto el plato que les sirve es uno están- dar. O sea que las personas pequeñas tendrían que comer menos que las más grandes, ¿no les parece?

Hay veces que salgo por allí y me quedo sorprendido de cómo una mujer más pequeña de tamaño que yo, come lo mismo o más que yo, inclusive con pan para mojar el plato.

Para mi es mejor, pues luego la tendré en mi consultorio para bajar de peso y luego darle estos consejos para que no lo recupere, o sea enseñarle el arte de la desintoxicación.

IV
Los tres pilares del buen vivir: "Alimentarse, sexo y descansar"

El organismo tiene esas tres consignas primigenias para sobrevivir, por eso el Hipotálamo nos gratifica o nos da placer para sobrevivir, o sea el placer de alimentarse para desarrollarnos, el placer del sexo para la reproducción y el placer del dormir para reestablecer nuestras fuerzas. Eso es la vida, simple, sin problemas ni nada, el punto, que muchas veces no encontramos el equilibrio en una de esas tres órdenes de placer y vienen todos los trastornos, comemos mal, tenemos mal sexo o no descansamos bien debido al estrés. Esos son nuestros tres pilares que tenemos que tener en equilibrio y que jamás debemos descuidar si queremos desarrollarnos como personas sanas y saludables.

Cuando uno de esos tres puntos está mal, comienza a desajustarse todo el organismo y por lo tanto al contaminarse el receptáculo nos termina complicando a nosotros mismos que somos esas tres cosas básicas en equilibrio más nuestra persona. O mejor dicho, nuestra persona es producto de cómo llevemos esas tres cosas básicas. Si comemos mal, nos puede traer problemas de salud, para el sexo y para el descansar. O si tenemos mal sexo, Freud había puesto el grito en el cielo con ese problema, las principales causas de Neurosis decía que eran por problemas de índoles sexuales, o sea insatisfacción sexual o tener una compañera o compañero inapetente, una solución por ejemplo de la antigüedad sería darle algún tipo de picante para que encontrara un poco más de fuego en la vida, pero ven, antiguamente se usaba la comida como solución, obvio que hoy eso no sería suficiente sin una terapia de por medio y por ejemplo los trastornos del dormir que también pueden ser causados por excesos en las comidas de la noche, por ejemplo comer mucha proteína en la noche puede traer pesadillas, pero también tomando infusiones de "valeriana", "tila", "dulce sueños" o "pasiflora" podemos aproximarnos a un equilibrio con el descanso. Los tres pilares del placer tienen que estar en armonía, pero inclusive para mantener el equilibrio psíquico y no trastornarnos. Si uno de esos tres falla estaremos perdidos o con muchos problemas. Ustedes se preguntarán que pasa con aquellas personas que no practican el sexo, bueno para aquellas personas que lograron reprimir su sexo o canalizarlo para otras actividades; siempre y cuando sean felices está bien.

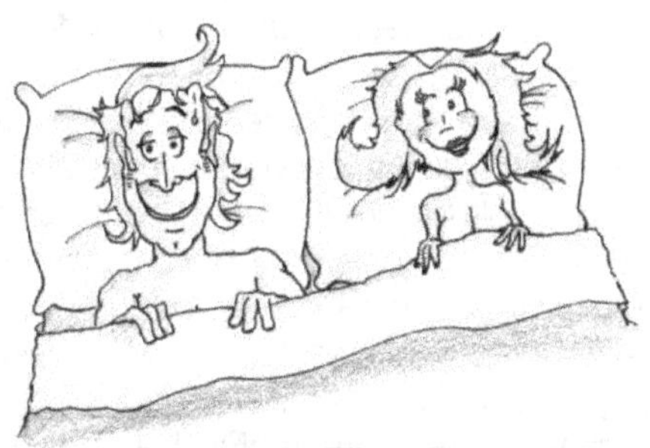

...muchas veces no encontramos el equilibrio en una de esas tres ordenes de placer y vienen todos los trastornos...

El punto es cuando no puede ser canalizado o reprimido y es cuando aparece en forma de síntoma, y como pez que se come la cola, pueden estar vinculados justamente con la comida y con el dormir. Por ejemplo cuantas veces escuchamos por ahí que los hombres cuentan en forma de bromas que están gordos por que llegan a su casa, ven a su mujer en el dormitorio durmiendo y se van a la heladera a comer. Aquí tendría que explicarles que la sexualidad del hombre y la mujer son diferentes. Y no soy machista como muchas mujeres me pueden acusar, pues en el sexo el hombre tiene una pequeña falla, el hombre no ovula como la mujer y por lo tanto para "espermatular" necesita tener sexo a la fuerza. Ya que el hombre se carga y no se descarga automáticamente o cíclicamente como la mujer. Este punto si no es entendido por la pareja del hombre muchas veces puede resultar fatal o degenerar a la pareja, ya porque el hombre busque el placer directamente fuera de la casa, trayendo los problemas que eso conlleva. También hay que entender a la mujer, que es diferente al hombre, la mujer no tiene esa compulsión que caracteriza al hombre. ¿Cuántas veces habrán vivido una situación que una pareja discute y luego llega la hora de irse a la cama y el hombre quiere tener sexo y la mujer no? La mayoría de las veces la mujer se siente ofendida y en lo último que piensa es en hacer el amor y el hombre a pesar de estar ofendido o rabioso en ese momento parecería que se olvida de todo y se comienza a acercar para tener sexo. Quiero dejar claro que estoy hablando de todos los temas muy "por arriba", no hay una profundidad metodológica para sostener lo que les estoy explicando, por eso quiero que esto lo tomen como una opinión y no como una ley. Pero mi intención por sobre todas las cosas, es que estén en equilibrio y para eso necesito que este punto, especialmente el tema del sexo, les quede claro como principio también para el equilibrio. Trato de que este punto sea para la pareja y no para uno en particular, pues también es obvio que cuando una mujer llega y se encuentra con su marido roncando a todo trapo y con una barriga me- galítica también se le debe de ir la libido al quinto moño. Por eso es bueno que los dos se pongan de acuerdo en cómo practicarlo y como disfrutar cada uno del otro de la mejor manera posible. Ustedes me podrían acusar, de que estoy hablando de sexo y no de hacer el amor. Pues aquí también muchas veces tenemos diferencias los hombres y las muje- res, y donde tenemos que hablar mucho entre no- sotros para que el sexo y el amor sean lo mejor, ya que el hombre muchas veces "precisa" tener sexo para poder amar o estar bien y la mujer "precisa" amar o estar bien para tener sexo. Si aquí estamos bien, ya nos podríamos ahorrar algún litro de helado de chocolate que nos zampamos en la madrugada porque no podemos dormir, directamente porque no nos sentimos amados.

Aquí ya estamos en otro punto, los "atracaderos nocturnos". Estos por lo general ocurren cuando no nos sentimos amados, y quiero dejar claro que tomo el término de "amado" como querido, aceptado, deseado o valorado. Tocamos fondo en nuestro destruido "ego" y nos vamos corriendo desenfrenadamente en busca de un placer inmediato, "lo dulce", en este caso "lo excesivamente dulce" como un helado. No es la falta de azúcar la que nos hace tener esos comportamientos instintivos es la sensación de "falta de afecto". Psicológicamente la necesidad de dulce es necesidad de afecto, luego más adelante explicaré la necesidad de otros sabores.

Por eso como conclusión para estos pequeños y grandes problemas de pareja que tienen que ver con el sexo, el dormir y la alimentación es que las mujeres traten de entender a sus parejas, sabiendo que la mayoría de los hombres somos trogloditas y que necesitamos de ellas para sentirnos amados y en referencia a los hombres, que sepan que ellas no precisan del sexo como nosotros y que debemos manifestarles amor y que se sientan valoradas para poder tener sexo.

El problema es cuando uno ya es indiferente con el otro y le importa un bledo donde está uno existencialmente, lo que les puedo aconsejar en este punto es que consulten con un profesional de carne y hueso y no continúen maltratando su vida o amargándose y buscando placeres a escondidas con "seudos terapeutas" como heladeras, u otro tipo de degeneración de esas tres índoles (como insomnio o buscar soluciones alternativas no saludables para el amor propio) que no se lo merecen. Recuerden que en su ADN están configurados para ser felices, no tengan miedo a dar ese paso y pidan ayuda.

Cuando Freud habló del sexo en el siglo pasado, era plena época victoriana y fue todo un escándalo poner al sexo en el tapete, hoy decirles que lo practiquen de la mejor manera posible no creo que les resulte extraño ni siquiera para vincularlo con el estar en forma y saludables.

V
El agua

En realidad tendría que explicar un poco de qué se trata el agua, ya que ocupa el 70 por ciento de nuestro propio cuerpo y el 70 por ciento también de la superficie del planeta. ¿Les parece que estas cositas pueden ser casuales?

El Agua para los antiguos siempre fue uno de los elementos más importantes, se hablaba de los cuatro elementos básicos de la creación y de todo lo que hay en ella.

¿Cuántas veces hemos oído hablar del Fuego, el Aire, la Tierra y el Agua? Algunos filósofos de la antigüedad llegaron a considerar cinco elementos incluyendo el Éter. Pero cuando se habla de elemento se habla de una unidad elemental y el agua en el siglo XVIII se descubrió que no lo era, pues la molécula del agua está compuesta por dos elementos, el Hidrógeno y el Oxígeno. Fue el químico inglés Cavendish quién sintetizó el agua a partir de una combustión de aire e hidrógeno. Pero fue Lavoisier quien dijo que el agua era un compuesto formado por Hidrógeno y Oxígeno escribiendo su fórmula como H20.

Recuerdo que en la escuela cuando la maestra llegó con un vaso de vidrio transparente con agua para explicarnos las propiedades de ella. Nos explicó que el agua era un líquido incoloro, inodoro, insípido y de vital importancia para nuestra vida. Hoy ya hablamos de toda la vida y de la naturaleza, pues prácticamente todo lo que tiene vida tiene agua. Hablamos de ecología y la importancia de la no contaminación de las aguas, sin duda, las guerras del mañana serán por el agua dulce que hoy perdemos y para mejor las grandes reservas de ella están en Sudamérica; no quiero pensar las excusas que se inventarán los países del primer mundo para invadir a aquellos países y expropiarles el agua. Sino fomentamos una cultura de conservación y sustentabilidad de nuestro planeta, en pocos años esto será un caos. Obvio que yo no estaré aquí y ustedes tampoco seguramente, pero que le dejamos a nuestros hijos. Había una máxima antigua que decía que el hombre debía plantar un árbol, escribir un libro y tener un hijo; el punto es donde, si no hay agua, no hay árbol, ni hijo y el libro no tiene mucho sentido si no es leído.

El agua la encontramos prácticamente en todas partes, en el cielo en forma de nubes, en el mar, en los ríos, en las montañas cuando deshielan, pero por sobre todas las cosas está en nosotros mismos. El agua que bebemos tiene que ser de excelente calidad, pues formará parte de nosotros mismos. Recuerdo una película que vi la semana pasada en Barcelona llamada "¿Y tú qué sabes?" donde mostraban una exposición de fotografías en un subterráneo. La exposición se caracterizaba por mostrar micro gotas de agua que habían sido tomadas de distintas botellas. El fotógrafo había escrito en varios papeles distin- tas palabras y había colocado cada una en una botella diferente. Por ejemplo a una botella le había colocado la palabra "Amor" y luego de una semana con un microscopio electrónico tomaba una fotografía de la molécula de agua. Así hizo lo mismo con las distintas botellas y realmente todas eran diferentes, la molécula del "Odio" realmente desconcertante. Que poder tienen nuestros pensamientos o palabras sobre los microsistemas, imaginen la calidad que tendría que tener el agua para poder transitar por todo nuestro "SER".

A mis pacientes siempre les explico que el agua es como la gasolina de nuestro metabolismo, por eso debería ser buena. Y si queremos que nuestro metabolismo sea más rápido ya sea para perder peso o estar más vital, debemos saber escoger el agua.

Primero el agua debería ser sin gas, débilmente mineralizada y con bajo contenido de Sodio. ¿Qué es el Sodio? El sodio es un elemento que nos hace retener los líquidos, para que se hagan una idea de lo que les estoy diciendo, estudios científicos han demostrado que tres gramos de Sodio retienen en el organismo un litro de agua. Y si nos manejamos con pesos, tenemos que tener en cuenta que un litro es un kilo, o sea que tres gramos de más en el agua nos pueden significar un kilo más en la balanza, me entienden? Por eso debemos escoger un agua que tenga poco contenido de Sodio, ¿cómo lo hacemos? Pues miramos en la etiqueta del agua embotellada en el lugar de los ingredientes, allí tendría que estar la información, sino dice Sodio tendrá que aparecer la nomenclatura del elemento Sodio que es "Na", muchas marcas de agua recurren a esta treta para que el consumidor no se percate de dichas cantidades. La OMS (el Organismo Mundial de la Salud) recomendó que el agua de consumo diario tenga menos de 10 mg/l. Miren que parecen números pequeños, pero estos pequeños números hacen grandes cosas. El Sodio se consume comúnmente en formato de "cloruro de sodio" o "Sal". Pues bien, ustedes saben que las grandes civilizaciones provenían del oriente y los grandes comercios también, del nombre "sal" deriva la palabra "salario" pues en aquellos lugares como el Medio Oriente, eran lugares desérticos y allí la sal por su propiedad de retener los líquidos era vital para evitar la deshidratación masiva causada por el clima. Pues para el consumo de la sal hay que tener en cuenta en qué parte del mundo esta- mos, pues no es lo mismo tomar agua en Israel o Egipto, que en España o Sudamérica. En Israel y Egipto por ejemplo es necesaria y hasta buena que tenga un poco de sal el agua, porque es un clima desértico. En Europa por ejemplo tenemos que tener en cuenta que el clima Mediterráneo es Seco por lo tanto es indiferente o neutro, allí va a depender de cómo la toleran las distintas personas, en las zonas norte de Europa el clima es más húmedo y por lo tanto la sal ya es "fatal", exactamente igual que en Sudamérica, en la región de Uruguay por ejemplo en la ciudad de Montevideo es habitual tener 90 por ciento de humedad diarios, o sea que respiramos agua.

Es importante tener en cuenta que los órganos que se encargan de eliminar nuestra agua son los riñones, imaginen que es lo que pasa con el organismo cuando este está reteniendo los líquidos. Todo funciona mal, nuestro metabolismo se hace más lento y el riñón que es nuestro más grande filtrador, no filtra las toxinas. Y si no filtra las toxinas aparecen las enfermedades que son muchas, por ejemplo las que tienen que ver con las articulaciones, etc. Cuantas veces oímos por ahí a los viejos que se quejan de dolores en los días de humedad, ¿por qué creen que ésto ocurre?

Otro punto importante es la cantidad, la cantidad óptima que deberíamos beber por día. En algunas botellas incluso nos explican que deberíamos tomar un promedio de ocho vasos diarios, o sea dos litros, el punto es que muchas veces no se tiene en cuenta nuestro tamaño y altura, ¿se imaginan a un recién nacido bebiendo dos litros de agua?

Pues lo que tendríamos que hacer es beber abundante agua, si medimos más de un metro y medio de altura y no estamos pasados de peso, tendríamos que beber desde un litro y medio a dos litros de agua. Claro que también depende en qué lugar del planeta y en qué estación del año, pues en verano tendríamos que aumentar aproximadamente un 25 por ciento más del líquido.

Si tenemos en cuenta los consejos anteriores podríamos evitar que nuestros riñones trabajasen forzados y que nuestro organismo no acarree más líquidos de los necesarios.

No olviden de tomar un agua liviana, o sea con bajo contenido de sodio y también tomar mucho durante el día, pues si el organismo percibe que ustedes toman poco líquido él se va a armar de una reserva "reteniéndolos", o sea, no esperen tener sed, pues mismo la sed es un síntoma de deshidratación.

Les aclaro también que existen más factores que provocan la retención de líquidos en nuestro cuerpo, estos son algunos de los que podemos manejar nosotros cambiando algunos de nuestros hábitos.

Otro consejo con respecto al agua, hay que tratar de beber poco durante las comidas, para no disolver nuestros jugos gástricos y de esa forma trabajen mejor. Y siempre conviene que sea el agua del tiempo, o sea, no muy fría ni muy caliente.

Si se habrán dado cuenta todos estos conse- jos principalmente son para que el agua circule lo más rápido posible por nuestro cuerpo, pero también no olviden que siempre hay algunos que nos cuesta más eliminar los líquidos, por eso les informo que existen hierbas en la naturaleza que justamente nos pueden ayudar. Por ejemplo tenemos dos hierbas que se remontan a la Época Jurásica o de los Mamuts, una de ellas es el "Diente de León" y la otra la "Cola de Caballo". Estas dos son excepcionales para aumentar el drenaje de nuestro organismo estimulando nuestros riñones. Si las compran en una herboristería que allí le expliquen cómo se preparan, pues para tomar el principio activo del "Diente de león" se hace una infusión y para el de la "Cola de Caballo" se tiene que hacer una decocción, o sea, tiene que hervir durante algunos minutos. Pero hoy en día tenemos en algunas farmacias, por lo menos de Europa, a las dos hierbas en concentrados, o sea, en gotitas para disolver en agua. Otra buena infusión que se puede tomar y que está muy de moda en todas las revistas, es el Té Rojo chino llamado "PU – ERH", se decía que era la bebida de los emperadores y hoy se le conocen propiedades entre varias como "devorador de grasas".

VI
Los carbohidratos o Hidratos de Carbono o Hidrocarburos

Como les había dicho, este libro no pretende ser un ensayo científico o una monografía de carác- ter universitario, con capítulos rigurosos y serios, donde explica que es cada cosa. Pero sí necesito que por lo menos el lector tenga una vaga idea de lo que son algunos términos para que el día de mañana, por ejemplo cuando tome una etiqueta de algún alimento del supermercado sepa de que está hablando. Y otro punto también importante, que sepa identificar y de esa manera clasificar los alimentos para combinarlos en un futuro de una manera correcta para nuestra alimentación.

Cuando hablamos de Hidratos de Carbono estamos hablando de azúcares o almidones, son compuestos orgánicos a base de Carbono, Hidrógeno y Oxígeno. Recordarán que estos dos últimos son la formación del agua y la relación que mantienen dentro del Hidrato de Carbono es la misma, o sea dos elementos de Hidrógeno por uno de Oxígeno.

Solamente a modo de información, les comento que se clasifican en Monosacáridos, Disacáridos y Polisacáridos. Los Monosacáridos o también llamados de cadena corta, son los más sencillos y los más importantes que encontramos son la glucosa y la fructosa. Los Disacáridos son la unión de dos Monosacáridos, el disacárido más conocido que usamos es el "azúcar común" que se obtiene de la glucosa y de la fructosa. Otro disacárido muy conocido es la terrible "lactosa" que a pesar de estar en la leche, la encontramos inclusive en muchos productos de dietética como en algunos edulcorantes que tienen un 98 % de "lactosa". Lean siempre las etiquetas de los alimentos pues ya la he visto por ejemplo en España en productos de embutidos cocidos. Los Polisacáridos son los compuestos de la unión de más de dos monosacáridos, estamos hablando desde tres monosacáridos hasta más de mil, imaginen esa cadena de elementos.

Los hidratos de Carbono derivan de todo lo que nace prácticamente en la tierra, abarcan frutas, vegetales, cereales y granos. Nuestro organismo necesita de ellos para vivir, por ejemplo nuestro cerebro para un óptimo rendimiento precisa de la glucosa, pero al mismo tiempo no dejan de ser azúcares y por lo tanto la mala combinación y su uso desmedido en formato de harina por ejemplo, nos puede acarrear un sin fin de problemas, ya sea desde la obesidad hasta la diabetes. El abuso de los azúcares refinados y harinas refinados, sin ningún tipo de fibra natural ha llevado a la humanidad a porcentajes altísimos de patologías, como les había dicho recién la obesidad, la diabetes, pero también problemas menstruales, artritis, exceso de colesterol y triglicéridos y por lo tanto problemas cardiovasculares. Pues bien, ¿cuántas veces hemos oído las palabras Carburador o Carburante que derivan justamente de las palabras Carbohidratos o de Hidro-carburos? Estas palabras, como ustedes bien saben, están vinculadas con los combustibles y por lo tanto con la energía de los motores, en este caso nuestro cuerpo. Hoy es muy común escuchar a maratonistas que antes de salir a correr se comen un plato de pastas, o sea, de Hidrocarburos para la carrera.

La manera que tiene el cuerpo de guardar o almacenar esa "energía" es en forma de glucógeno y éste es almacenado en el hígado y los músculos. Pero estas reservas son limitadas y se agotan en varias horas. Una vez que se agota el glucógeno almacenado pasamos a consumir nuestros otros depósitos de energía, como las "grasas". El problema que tienen los Hidratos de Carbono, pero más específicamente los de cadena más larga, es que tienen un alto índice glicémico. El índice glicémico es la rapidez con la que la glucosa entra en la sangre. Como les había dicho esas reservas son limitadas y si ellas son llenadas rápidamente, la glucosa que no es almacenada en el hígado y en los músculos continúa circulando en la sangre y deberá convertirse en grasa para ser almacenada a velocidades vertiginosas.

El órgano que se encarga de regular la glucosa en nuestra sangre es el páncreas, estimulando la producción de la hormona insulina, la cual se encarga de regular la glucosa y almacenarla en formato de glucógeno. El problema que tiene la insulina y de ahí nuestra preocupación, es que la misma también se encarga de que el depósito de glucosa excedente, como puede ser la grasa, tampoco se queme. Por eso es que niveles altos de insulina llamado "Hiperinsulinemia", nos puede aparejar una resistencia para adelgazar cuando queremos quemar nuestras grasas. Muchas veces estamos obsesionados con el aumento de la glucosa en nuestra sangre, cuando muchas veces el problema es el excesivo aumento de insulina uno de los factores de la obesidad. Por eso cuando elijamos Hidratos de Carbono, tenemos que tomar mucha atención en que no sean de alto índice glicémico, pues a mayor índice glicémico mayor producción de insulina. De ahí que un pedacito de pan, que pesa solo doscientos gramos puede ser tan caótico en nuestras dietas, o una copita de helado de crema.

Una pregunta que se puede desprender de esta acotación, es ¿cómo sabemos que Hidratos de Carbono comer y cuáles no? pues no todos los Hidratos de Carbono son iguales, los que hacen daño en su mayoría son los polisacáridos, los que tienen miles de enlaces de monosacáridos sin ningún tipo de fibra que los acompañe. Traten de ser lo más naturistas posible, hoy por hoy vivimos en el mundo más tecnológico de todos los tiempos, sin embargo hay una contracorriente o una filosofía de moda que tratamos de ir a lo más natural posible como lo "orgánico". Vemos por todas partes como abren casas o comercios naturistas, intentamos escuchar los consejos de la abuela y sus hierbas o tratamos de comprar artículos que digan la palabra "ecológicos" u "orgánicos". Pues bien, ese es uno de los caminos que debemos de tomar, traten de comer las cosas en su estado más natural posible. De los Hidratos de Carbono ir a las frutas, ya que se pueden comer crudas al igual que muchas verduras alineadas con aceites naturales, extraídos en lo posible de la primera prensa o con limón.

Otros de los alimentos que nos pueden ayudar para prevenir la excesiva producción de insulina y activar nuestro metabolismo es "Las Grasas", pero como lo expliqué en los Hidratos de Carbono también en las grasas hay muchos tipos, como los ácidos grasos esenciales.

Otro factor fundamental en la dieta son "Las Fibras", ellas no se absorben, al contrario tratan de movilizar todo lo que pasa por el intestino, también disminuye la absorción de los Hidratos de Carbono. Por eso todo lo que es refinado o sea "sin fibra" no es conveniente para nuestra alimentación. La fibra al dificultar la absorción de Hidratos de Carbono disminuye el índice glicémico del mismo, fundamental para controlar la insulina.

Hay otra hormona más segregada por el páncreas, llamada "Glucagón" es la antagonista de la "Insulina" y es la encargada de movilizar las grasas. Esta es estimulada con la ingesta de "Las Proteínas" (que no tiene por qué ser carne solamente, hay muchos tipos de proteínas). Como el Glucagón baja la incidencia de la Insulina, ya que es fundamental para que ésta no retenga la quema de grasas y puedan ser movilizadas para eliminarse. Por eso es que existen muchas dietas llamadas "proteicas" que se basan en este principio, el punto es que el abuso de este tipo de dieta puede traer otros desequilibrios, como acidez en la sangre o incluso una desmineralización.

Quiero que entiendan que nuestra alimentación tiene que ser balanceada, aparte de Hidratos de Carbono tiene que tener "Grasas", "Fibras" y "Proteínas". Más adelante explicaré una relación en la combinación de los alimentos para mantenernos saludables y gozar de todas nuestras posibilidades y potencialidades.

Para que tengan una idea de cuáles son los Hidratos de Carbono con un alto índice glicémico les preparé una pequeña lista. En primer lugar, la vieja y legendaria Azúcar Blanca, luego la morena y la rubia. Para aquellos que evitan el azúcar y comen Miel tengan cuidado porque también tiene un alto índice glicémico. Toda la pastelería y panificados, desde el pan en todas sus formas (blanco, negro e integral), hasta las Donuts. En los cereales, los que sean refinados como el Arroz blanco y también los frutos secos. De las frutas las bananas, uvas, higos y melones. Habría que incluir en la lista las papas, remolacha, maíz, zanahorias cocidas y boniatos.

VII
Proteínas

Ahora es el turno de explicar muy por arriba que son las proteínas y como se relacionan con nosotros en la alimentación. La palabra proteína deriva del griego "protos" que significa "lo primero" o "lo principal". Son moléculas muy abundantes en los organismos vivos, y presten atención que dije "organismos vivos", que no quiere decir que sean solamente los animales las que las poseen. Pues tenemos una tendencia a pensar que para adquirir proteínas precisamos comer animales, ya que nos cansamos de escuchar que las proteínas son esenciales y ellas están solamente en la carne. Pues no es verdad.

Las proteínas están constituidas por dieciocho aminoácidos de los cuales diez son esenciales ya que nuestro organismo es incapaz de producirlas. Por eso precisamos que sean adquiridas para la formación de nuestros tejidos y la masa muscular. Pero les repito que esos "aminoácidos esenciales" no solamente están en la proteína animal, recuerden los ejemplos del Caballo y del Toro. Los dos símbolos de fuerza en el mundo, ninguno de los dos comen carne y sin embargo adquieren sus "aminoácidos esenciales" de su alimentación. Y si bien la carne más rica, para aquellos que se consideran carnívoros empedernidos, es la del Cerdo o el jamón como por ejemplo el de Jabugo o pata negra, yo les pregunto, ¿qué comen esos cerditos para tener esas carnes o músculos que luego se los comen en los bocatas? Pues comen proteínas vegetales, ¿o acaso creen que el "jamón ibérico" que es conocido también como "jamón de bellota" se llama así porque consume carne? Claro que no, para los que no saben, la alimentación de ese cerdo es a base de Bellotas. Esto es una pequeña demostración que tiene el "Sentido Común" para mostrarnos que las proteínas vegetales son las mejores para nuestros músculos, tejidos, huesos, glándulas, sangre, piel, sistema nervioso, uñas, órganos internos, cabello, enzimas, anticuerpos y la hormona como el Glucagón ¿la recuerdan? La misma hormona que se encargaba de hacerle frente a la Insulina y tratar de barrer con los depósitos de grasas, es estimulada por la ingesta de Proteínas.

Es a partir del Dr. Atkins que las dietas proteicas comenzaron a pulular por el mundo como la panacea de todas las dietas. Lo más sorprendente es que el Dr. Atkins introduce esa dieta proteica en los Estados Unidos de América, o mejor dicho en el país que más se abusa de la proteína. ¿Alguno de ustedes alguna vez fue a un restaurante del sur de Estados Unidos como Alabama y se pidió un bistec? Pues si lo hubieran hecho, les habría quedado el recuerdo para toda su existencia, son enormes y eso que yo vengo de un país donde la comida básica era la carne en todas sus expresiones. En los Estados Unidos se abusa de las proteínas y de los lácteos y por sobre todas las cosas de las malas combinaciones. Por eso lo que hizo el Dr. Atkins en sí fue sacarles los Hidratos de Carbono y específicamente los de alto índice glicémico a sus pacientes y santo remedio.

Pero también solamente comer proteínas y grasas o vivir de dietas proteicas nos trae desequilibrios. Tengan en cuenta esta estadística, que uno de cada dos norteamericanos de más de cuarenta y cinco años muere de un problema cardíaco o vascular. ¿No les parece demasiado? Estamos hablando de un 50 % de la población. Seguramente en Europa no se conozca mucho al Dr. Atkins pues la mayoría de los europeos no tenían el desajuste que tenían los norteamericanos. Sin embargo así como Atkins se basó en estimular un metabolismo cetogénico o bien para estimular el Glucagón, en Europa apareció Dr. Montignac que se basó principalmente en cambiar algunos hábitos alimenticios a sus pacientes procurando no estimular la Insulina, descartando de las comidas los alimentos que tienen alto índice glicémico. El europeo con su dieta Mediterránea siempre fue más ordenado con sus comidas, es ahora que surgen los problemas cuando a partir de la globalización, entran las multinacionales con sus empresas y sus costumbres como el "Fast Food" o "Comida Chatarra", como el "Pop Corn" o "palomitas de maíz" y el "refresco cola" en los cines, y luego para rematar la velada espléndida que tuvimos en el cine nos vamos a cenar, sumándoselo al "Pop corn" que tenemos en el estómago. Hasta Uruguay sufrió esa transformación ¿acaso alguno de ustedes puede entender el film sin pop? A mi por suerte no me gusta, pero igual si no lo compramos los sobrinos nos tratan de amarretes. No está demás aclarar- les en este punto, que el "Pop corn" o "palomitas" es un Hidrato de Carbono de alto índice glicémico, y que nos levantará la Insulina a las nubes, no les digo nada del que está mezclado con azúcar. Ni les digo cuando con los niños, que luego de ahí quieren ir al "pelotero" del Mac Donald's ahí ya estamos en el caos total, ahí no hay "día Después" que valga.

Tenemos que enseñar a nuestros niños desde pequeño a no decir "Mac Donald's" antes que "papá" y que ir a lugares así "no es un premio", tendría que ser un castigo. ¿Cuántas veces escuchamos por ahí que si se portan bien lo llevamos al Mac Donald's? La comida no puede ser "premio", no somos animales de adiestramiento que precisamos de una galletita por cada avance que tuvimos en el entrenamiento. Como una foca pidiendo el pescado, ¿qué quieren, que en el día de mañana nuestro hijo se transforme en una foca incapaz de pensar por sí mismo? Ya a nosotros nos cuesta horrores pensar por nosotros mis-

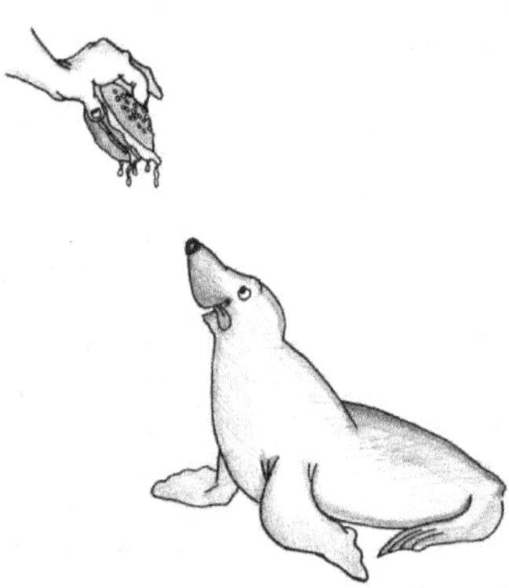

> La comida no puede ser "premio", no somos animales de adiestramiento que precisamos de una galletita por cada avance que tuvimos en el entrenamiento.

mos, que a veces cuando se nos da la oportunidad de que tomemos una decisión, somos incapaces de hacerlo. Fuimos diseñados para hacer las cosas bien, no para equivocarnos, pues la equivocación en nuestro inconsciente es un castigo por eso mu- chas veces necesitamos ir a consultar a alguien o algo como este libro, con el justificativo de que él tiene más experiencia y me puede ayudar. Por eso tenemos que inducir a nuestros hijos que no ha- gan caso a la publicidad, que no van a ser fuertes como "Superman" si comen determinado chocola- te, díganles la verdad, que "Superman" tenía esos poderes porque venía de otro planeta y no porque comía "ese" chocolate, ustedes tienen que ser "sus ídolos" que le enseñen a comer sanamente a pesar del bombardeo publicitario al que son sometidos.

Pero también el consumo de carnes o "proteí- nas animales" de manera desmedida nos puede traer una lista de problemas, por ejemplo para que tengan en cuenta muchos de estos síntomas. ¿Recuerdan la anécdota que les conté de los 16 años y mis niveles de ácido úrico?

Se ha comprobado que exceso de proteína produce:

• El origen de diversas patologías del hígado, arterias y articulaciones.

• Estreñimiento.

• La intensa formación de ácido en el estoma- go, termina muchas veces en gastritis y úlceras.

• Fatiga en los riñones.

• Fatiga en el hígado.

• Aparición de Ácido Úrico y todas las patolo- gías relacionadas, como Reumatismo, Gota, etc.

• Aumento del calor corporal.

Tengan en cuenta que existen las "proteínas vegetales", así es, por ejemplo "la Bellota", a con- tinuación les hago una lista de en donde pueden encontrar proteínas en los vegetales:

• En los frutos secos: Bellota, almendras, avellanas, nueces, maní, etc.

• Levadura de Cerveza.

• Seitán o gluten.

• La Soja y sus derivados: Tofu o queso de soja, Tempeh, Salsas de Soja, Miso y Brotes de Soja.

• Algas Marinas.

• Legumbres: lentejas, judías y garbanzos.

Otro consejo para aquellos que coman carne, traten de comerla lo menos cocida posible, pues mientras menos fuego tenga es mejor. Recuerden las palabras del doctor Walker, que la atracción de tipo magnético que tienen las células solo se pueden encontrar en los alimentos vivos, o en alimentos que no se hayan cocinado a más de 54o C. Probablemente sea el Sashimi japonés la fuente de proteína animal más nutritiva, rica en enzimas y naturalmente digerible, otro ejemplo es el Steak tartare y el carpaccio como se come en Europa. Hay que tener en cuenta que el pueblo de los esquimales, que nunca comieron la carne cocida, tampoco conocieron lo que significa el "hombre medicina", ya que no precisaban de médicos por su buena nutrición, y su dieta se basaba en comer carne de pescado cruda y grasa. Dicen que la palabra "esquimal" deriva su nombre del indio, que significa "que come crudo".

Naturistas como Daniel Reid en su libro del "El Tao de la salud, el sexo y la larga vida" decía que "todas las dietas cocidas, desprovistas de enzimas, contribuyen a una hipertrofia patológica de la glándula pituitaria, que regula las demás glándulas". Las proteínas de origen vegetal son menos acidificantes de nuestra sangre. Ellas en los intestinos no se pudren como la carne, fermentan. Contienen menos grasas y son insaturadas (que ya lo veremos más adelante). Tienen fibras y sobrecargan menos a nuestro hígado y riñones. Son fáciles de digerir y no contienen colesterol.

VIII
Las Grasas

Estuvimos hablando de los carbohidratos, de las proteínas y ahora es el turno de las grasas, y lo primero que a uno se le ocurre es el daño que nos pueden causar. Pues ya debemos de estar hartos de ver en la TV todos los productos de dietética que tienen 0 % de grasa y que son para estar bien. O sea, no consumir grasas es lo mejor que podemos hacer para estar en forma. Ahora les pregunto, ¿de dónde saca las grasas el caballo, el toro y todos aquellos que no comen grasas? Y si no son necesarias, ¿para que las tenemos? Supuestamente el Caballo que corre todos los domingos en el hipódromo no come ese yogurt de 0% grasas y sin embargo tienen un excelente estado físico y una buena reserva de grasas.

Vamos a usar el sentido común, si hay dietas en USA, como las proteicas y cetogénicas, que se basan en consumir grasas y proteínas para adelgazar, ¿para qué nos vamos a gastar en no consumirlas si estas dietas demuestran que ellas no son el factor de engorde? Hay gente que cuando lee la palabra "grasa" en un alimento lo manda a la hoguera y no lo consume, y se pasa haciendo dietas, sin embargo se pasa comiendo pizzas (harina, agua, sal y tomate) o sea 0 % de grasa y tienen una barriga que compiten con la del elefante. Estamos acostumbrados a no consumir grasa, porque supuestamente engorda y no nos damos cuenta que el pan o las harinas son las que más engordan y no tienen grasas.

El cuerpo humano precisa de las grasas, la completa eliminación de las grasas en un dieta puede constituir una aberración, pues las grasas representan una de las mejores fuentes de energía alimenticia, no se olviden de los esquimales, que consumían tradicionalmente la grasa cruda del animal y no precisaban del "Hombre medicina". Lo que tenemos que entender es que hay varios tipos de grasas, tenemos las grasas saturadas, estas serían las que nos hacen daño o no son tan beneficiosas y las insaturadas. Dentro de éstas tenemos también las poli-instauradas. La diferencia entre saturadas e insaturadas, justamente lo dice la palabra. Las saturadas en su mayoría son las que presentan en estado sólido, como las tiras de grasas de Bacon o del jamón, las que están junto a la carne en las costillitas, y las insaturadas vendrían a ser los aceites.

Pero si todos los animales tienen grasas, hay que suponer que ellas son necesarias y esencia- les para nuestro organismo. Ellas representan nuestras reservas energéticas, el problema es que también es el lugar donde almacenamos todos nuestros excesos cuando estamos gordos como unos ceporros.

¿Por qué muchas dietas se basan en el consumo de grasas para adelgazar? Porque lo que tenemos que tener en cuenta que no es la grasa que comemos la que engorda, sino lo que se produce en nuestro organismo como reserva. Si consumimos grasa, el organismo entiende que no tiene por qué almacenar grasa y comienza a eliminar la que tiene almacenada en exceso, ahora cuan- do ella no ingresa, comienza a almacenar para tener de reserva y ahí es cuando nacen nuestros "michelines". Lo que tenemos que tener claro, es a qué grasa me estoy refiriendo cuando hablo de consumo de grasas necesarias para nuestro organismo, me refiero a las poli-insaturadas o insaturadas directamente, los aceites vegetales sin refinar como el de oliva de primera prensa o los aceites de hígado de animales como el aceite de hígado de pescado, que tienen una gran cantidad de Omega 3 y Omega 6 necesarios muchas veces también para adelgazar.

Este tipo de grasas reducen de una manera descomunal los riesgos de contraer cáncer, o problemas de corazón, alergias, artritis, depresión, fatiga, infecciones, eczemas, etc.

Todo lo que tenga que ver con nuestro aparato inmunológico. Recuerdan las abuelas cuando nos querían meter la cucharada de "aceite de hígado de bacalao" o de cualquier otro pescado azul, para no resfriarnos en el invierno, aquello era intomable y les aseguro que los entiendo cuando me dicen, jamás voy a tomar eso. El olor a pescado concentrado que eso tiene es inhumano. Pero hoy por hoy contamos con las famosas cápsulas desodorizadas, que nos permiten tomar el aceite, sin necesidad de acalambrarnos con las arcadas.

Para que tengan una idea de lo que les estoy hablando, una de las grasas que tenemos los humanos dentro de nuestro organismo son el colesterol y los triglicéridos. A temperatura normal, estos pueden ser sólidos, cuando los llamamos "grasa" o líquidos cuando están en forma de "aceite" y el problema que nos puede traer el exceso de ellos son justamente los relacionados con el aparato circulatorio y por ende al corazón. La capacidad humana para almacenar triglicéridos en las células grasas es prácticamente ilimitada, por eso cuando consumimos demasiados carbohidratos, proteínas o grasas pasa a ser convertido en triglicéridos y almacenado en el tejido adiposo o graso. Una vez que fueron metabolizados en el tejido adiposo comienzan a ser transportados por unas moléculas llamadas "Lipoproteínas" a través de la sangre. Tenemos las "lipoproteínas" de baja densidad llamada LDL y muy baja densidad llamada VLDL, que son las que se encargan de transportar del hígado a las células y las de alta densidad llamadas HDL, transportan de las células al hígado. Por eso nuestro riesgo de sufrir problemas cardíacos son cuando los niveles de LDL y VLDL están altos. Ahora, recuerdan que les había dicho que hay grasas, las insaturadas, que se encargan de limpiar estos conductos de grasa saturadas, por eso es necesario el consumo de grasa insaturada y poli-insaturada para nuestra salud.

De las grasas que son saludables, la primera como buenos hijos de inmigrantes mediterráneos es el "Aceite de Oliva", recuerden que tiene que ser de "primera prensa" o como lo llaman mu- chas veces en el supermercado "Extra virgen". El aceite de Oliva tiene un efecto doblemente bene- ficioso sobre el colesterol, en primer lugar baja los porcentajes del comúnmente llamado "Colesterol malo" o las famosas Lipoproteínas de baja densi- dad el LDL e incrementa "el bueno" el HDL. Por eso para cocinar conviene siempre usar el aceite de oliva, lo ideal es que sea a temperaturas bajas. Si van a cocinar en sartén por ejemplo, primero coloquen los vegetales con un poquito de agua, al estilo oriental y luego le tiran el aceite encima. Lo mejor en esto es el estilo oriental, con el "wok" o sartén china. Esto no quiere decir que solamente hay que consumir aceite de Oliva, es el mejor, pero los otros aceites como el Girasol, o cualquiera que sea sin refinar sirve para nuestra salud.

Otras grasas recomendadas son las de la Palta o Aguacate, por ejemplo, esta fruta tiene una gran cantidad de grasa, y el 85 % de la misma es mono-insaturada. Recuerden que estoy hablando de la palta sola, pues es obvio que si se comienza a mezclar con otros ingredientes, la combinación puede ser mortal. Para que se hagan una idea de lo que son las combinaciones mal hechas les voy a contar una anécdota: en mi casa en Montevideo, en el fondo donde tengo mis dos perros "Uspallata" y "Delfos" tenía dos hermosos árboles de Palta, enormes y frondosos que daban una sombra espectacular en los días de verano. El punto es que mis perros antes de mudarnos para esa casa, estaban acostumbrados a comer comida extrusada balanceada "super premium" y mantenían una línea espectacular, dignas mascotas de alguien que se dedica a mantener los cuerpos en forma. La historia comenzó a cambiar cuando en los días de viento, los árboles dejaban caer como proyectiles sus frutos, minando el paso y brindándoles un nuevo juego a los perros. Un día Uspallata sin darse cuenta, le clavó un diente a una de esas paltas y le encantó, Delfos la imitó y comenzaron a devorar las paltas del jardín jun- to a su comida extrusada balanceada. En un solo mes parecía que tenía crías de elefantes o cerdos preparados para fin de año. Llegaron al punto de tener un vicio con las paltas, que cuando veían que las copas de los árboles se movían, corrían al lado del tronco para que el fruto ni siquiera tocara el suelo. Realmente se había convertido en un serio problema, pues a mí ni me dejaban acercarme a los árboles y ojo con tocarles alguna palta que ya habían comenzado a acumular en sus casitas. Al final tuve que talar los árboles y ahora ellos volvieron a ser perros nuevamente. Pero tengan en cuenta que no es la fruta la que engorda, sino la combinación de ella.

Otra grasa saludable pueden ser las nueces y también igual que las paltas, hay que comerlas con moderación, hasta cinco por día puede ser recomendable, son muy buenas para el corazón y el cerebro, ya que previenen la formación de coágulos sanguíneos, causantes muchas veces de los infartos o una embolia.

La idea de este capítulo es que sean conscientes de que hay varios tipos de grasas, y que muchas pueden ser sustituidas por otras, como es el caso de la mantequilla, que es una grasa "saturada" y puede ser sustituida por Margarina Vegetal. Ahora bien, hay que entender que existe la "Margarina Vegetal" y la "Margarina" sola. La Margarina Vegetal contiene cien por ciento de aceites vegetales y la margarina a secas muchas veces puede tener leche de vaca o grasa de cualquier otro animal. Por eso es indispensable que lean las etiquetas de los productos. De todas maneras hay que tener en cuenta varias cosas acerca de la Margarina también, ya que uno piensa que como no está comiendo manteca esto es una fiesta y está muy equivocado. A modo de información: las margarinas se producen a partir de la hidrogenación de los aceites vegetales, que es un proceso industrial que permite convertir a un aceite vegetal en una sustancia sólida, estable y untable. O sea transforma una grasa insaturada en saturada y ahí estaríamos prácticamente igual que con la mantequilla, a diferencia que ésta tiene un origen vegetal. A pesar de que se vende a la Margarina como alternativa a la Mantequilla y algunos "logos" inclusive tiene un cartelito que dicen "0% Colesterol", hay científicos que argumentan que a pesar de que la margarina está hecha con aceites vegetales que no contienen colesterol, al ser hidrogenados tienden a elevar el colesterol en nuestro organismo. Una vez que esta noticia salió a los medios, algunas empresas que se dedican a la fabricación de margarinas han modificado su elaboración, extrayendo la mayor cantidad posible de grasa hidrogenada del producto y otras inclusive le han agregado Fitosteroles que son unas sustancias vegetales que impiden la absorción del colesterol. Por eso cuando elijamos una margarina, elegir la que sea menos saturada o más blandita en una palabra y en lo posible leer la etiqueta, donde pueda especificar que no esté hidrogenada y que sea absolutamente vegetal.

Una de las cosas que es muy típica en el Río de la Plata, son las meriendas de pan con manteca, algunos, en el medio del campo, le agregan azúcar y otros más audaces le colocan sal sobre la manteca. Esa es una terrible combinación, si bien no les digo que coman pan con margarina vegetal, por lo menos es mejor que con mantequilla, ya que ya les he hablado del pan. O de lo contrario aprender de la dieta mediterránea, que ellos al pan le ponen aceite de Oliva, o lo mojan con Tomate en vez de con mantequilla. En realidad aquellos que se dicen adictos al pan con manteca tendrían que probar también lo que es el pan untado con tomate o directamente mojado, ajo y aceite de oliva. Es espectacular y mucho más sano.

Permítanme darle un párrafo preferencial a las Grasas Poli-insaturadas que les había mencionado al principio, como los Omegas 3 y Omega 6. Pues conociendo donde se encuentran les podríamos sacar un fabuloso provecho para nuestra salud y bienestar. A estas grasas poli-insaturadas, se les llaman comúnmente también "ácidos grasos esenciales", recuerdan que les había explicado que se les llaman esenciales porque nuestro organismo no los puede elaborar. Entre estos se encuentra el ácido linoleico que es de la familia Omega 6, éste lo podemos encontrar por ejemplo en el aceite de girasol, maíz, soja, borraja, etc. Y el ácido alfa-linolénico que es de la familia Omega 3 lo encontramos en el aceite de lino, en la soja, nueces, vegetales de hojas verdes y pescados azules. Ustedes se preguntarán por qué son tan importantes estos aceites, la virtud de ellos que una vez metabolizados dentro de nuestro organismo se convierten en Prostaglandinas y éstas tienen poderosos efectos sobre nuestra salud, bajan la presión sanguínea y el colesterol, dilatan los vasos sanguíneos, reducen la formación de plaquetas, previenen inflamaciones, llegan hasta regular la división celular y pueden ayudar a prevenir el cáncer, se encargan también de trasportar las grasas saturadas y otras funciones vitales más.

Es importante que estén atentos muchas veces a posibles síntomas que presenten, pues muchos pueden significar la deficiencia de alguno de ellos, como por ejemplo la caída del cabello, problemas de piel, excesiva sudoración, susceptibilidad a las infecciones, metabolismo lento, incapacidad para cicatrizar o curar heridas, problemas de piel como eczemas, debilidad, artritis, cambios de comportamiento, pérdida de la capacidad de aprendiza- je, mal funcionamiento del hígado y los riñones, retención de líquidos, cosquilleo en los brazos y piernas, esterilidad en los hombres, abortos espontáneos en la mujer, etc. Es importante que tengan presente que no pueden tomar a este libro como una guía para sustituir a un médico, cuando presenten algunos de estos síntomas no duden en visitar a un profesional de la salud, a pesar de que ustedes puedan sospechar el por qué del problema.

Sin embargo hay que tener ciertas precauciones con su consumo, como todas las cosas, no se pueden abusar de ellos, pues si bien ayudan a bajar las lipoproteínas LDL que transportan las grasas a las células también reducen la cantidad de HDL que transportan las grasas al hígado para ser eliminadas, por eso el abuso puede ser un problema cuando estamos intentando bajar de peso. Cuidado, pues estos aceites no pueden ser usados para cocinar ya que el Omega 6 y 3 son sensibles al oxígeno y las altas temperaturas. Éstos se pueden transformar en radicales libres y en lugar de ser algo beneficioso para la salud termina haciéndonos daño.

IX

El famoso día "D" y la dieta Hídrica

El día "D"

Una de las cosas que tendríamos que dejar claras entre nosotros, es a que llamamos el día "D", pues como ustedes recordarán, por lo menos los más veteranos, el día "D" se refería al desembarco de las tropas americanas en la zona de Normandía (Francia), para marcar el comienzo del fin de la Segunda Guerra Mundial tras la derrota de los Nazis.

Nosotros vamos a llamar el día "D" como el día del gran "Desastre", pues así como el desembarco de Normandía fue meticulosamente planificado, estudiado y ansiado, lo mismo pasa para nosotros cuando meticulosamente, planificamos y ansiamos el asado con los amigos, o la salida al Restaurante de moda para pedir el plato más extravagante, así como el día "D" puso fin a la Guerra en Europa, este día "D" pone el fin a cualquier dieta que está- bamos haciendo y comienza la legendaria derrota contra esos kilos mal sanos.

El día "D" para mí es el "Asado de los jueves" con mis amigos, allí nos juntamos todos los hombres para hablar de nuestros temas, ya sea de fútbol, política y religión, justamente los tres temas que jamás se pueden discutir, pero acompañados de un buen asado a las brasas, con alcohol y "picadita", hasta los enemigos más acérrimos terminamos a los abrazos.

El día después....

En una de esas orgías gastronómicas he llegado a subir hasta dos kilos en un solo día, al otro día despierto totalmente indigestado, sin ganas de nada y para mejor es viernes, ¿qué hacemos?

La dieta hídrica

Como les había comentado anteriormente, yo vengo practicando ayunos desde muy joven y una de las deformaciones del ayuno, es justamente la dieta hídrica. Ya que el ayuno se entiende como la no ingesta de nada, y la dieta hídrica, la misma palabra nos indica, que es un ayuno a base de líquidos. Líquidos que pueden ser infusiones o frutas hervidas, quizás también algún caldo de verduras. Lo que hago habitualmente luego de un día "D" es justamente un día de ayuno o dieta hídrica, eso me da increíbles resultados, pues le permito a mi cuerpo que se desintoxique de todas las malas combinaciones de la noche anterior, de todos los posibles excesos que haya tenido ya sea en cantidades o en combinaciones mal realizadas, como por ejemplo haber comido "papas chips" mientras esperaba al asado, o algún estupendo chorizo al pan o bocadillo de longaniza como dicen los españoles. Otra opción, para aquellos que apenas se pasaron y buscan un poco de equilibrio es realizar un "Semiayuno", que es comer frutas cada tres horas, siempre la misma, acompañados de infusiones hasta la hora de la cena, que puede ser una buena ensalada o una sopa caliente si estamos en invierno. Lo importante es darle al cuerpo la posibilidad de que el horario de Eliminación de nuestro cuerpo no sea interrumpido, ya que luego de un día "D" en vez de utilizar las ocho horas habituales precisará aproximadamente de veinticuatro horas para Eliminar.

Debemos usar nuestro sentido común, o sea, si nos sentimos mal o vemos que no lo estamos pasando bien, tendremos que comenzar a consumir algo más de frutas o bien tomar algún depurativo hepático, pues los síntomas que seguramente van a aparecer van a ser todos los relacionados a una buena depuración. No se asusten con el dolor de cabeza, las náuseas, inclusive muchas veces pueden aparecer vómitos, diarreas, vértigo, mareos, etc. Lo primero que tienen que hacer es tomar un depurativo a base de Alcachofa (alcaucil) o cynara como se le conoce en las farmacopeas, si puede ser combinado con Boldo mejor y si todavía puede tener Menta también, ya que la combinación de los tres hacen que esos síntomas desaparezcan y que nos sintamos de maravillas depurando al hígado.

Hay que tener en cuenta que esos depurativos hepáticos o colagogos, se venden muchas veces en los comercios como digestivos para luego de los excesos de las comidas. Recuerdo una publicidad que había en la carretera rumbo a Punta del Este, donde mostraban una foto de un plato lleno de comida, luego uno seguía avanzando para la ciudad y aparecía otra foto con otro plato de comida como de segundo y luego la tercer foto aparecía la foto de un depurativo hepático. Es bueno tener estos conocimientos herbolarios, ya que van a ser nuestros mejores aliados como embajadores de la naturaleza para ayudarnos en nuestros objetivos.

Cuantas veces comenzamos una dieta natural, comiendo por ejemplo frutas y verduras y de pronto nos asalta el dolor de cabeza o cualquier otro síntoma y tenemos que interrumpirla, pensando que es por otro motivo, por ejemplo que la dieta es muy rígida y que me está haciendo mal.

Otra cosa, la cantidad de síntomas que puede tener un individuo u otro, no depende de la dieta hídrica, depende exclusivamente de la carga tóxica de cada individuo, derivada de malas combinaciones alimenticias, o excesivas acumulaciones de viejas medicaciones o de alguna patología típica que tenga, o sea los síntomas siempre van a depender de la carga tóxica o "toxemia" que tiene cada uno y aunque les parezca mentira, tener esos síntomas son señales de depuración y no de envenenamiento, pues la toxina cuando es purgada o eliminada del organismo lo hace muchas veces manifestándolo a través de un síntoma. Les aclaro también que las personas que me han evidenciado síntomas no llegan ni al cinco por ciento de los pacientes. Muchos especialistas dicen que "los tumores cancerosos casi siempre se presentan en tejidos gravemente toxificados, como los pulmones de los fumadores, los hígados de los bebedores y los intestinos de los glotones".

Las veces que mis pacientes me explicaron que iba a ser imposible la dieta hídrica, porque lo primero que sienten cuando están sin comer son esos fuertes dolores de cabeza o que se sienten sin fuerzas, etc. son incontables. Pues les aclaro que esos síntomas son de depuración y no de falta de "algo", como muchas veces estamos acostumbrados a escuchar por ahí. Que me falta azúcar, que la glucosa, o que las vitaminas y las proteínas que estoy perdiendo de la masa muscular, yo muchas veces me pregunto de dónde sacan esa información, y si la tienen... con quienes fueron practicadas. Los problemas que tienen, como los síntomas son de cosas que tienen de más y no de menos, siempre pensamos que nos falta algo y nunca que nos sobra. Y estamos acostumbrados a ese modelo, pues vamos al médico a que nos dé algo y no que nos quite.

En que ejemplos de vidas se han basado para sacar esas conclusiones, ¿en personas que se han muerto de hambre por ejemplo?, no es lo mismo una persona que está muy por debajo de su peso corporal y otro que está por las nubes, ¿no les parece?

Antiguamente cuando la persona presentaba un síntoma de algo, lo primero que hacía el médico era quitarle, pues se pensaba que con la comida también se alimentaba a la enfermedad. Fue Hipócrates, o sea, EL PADRE DE LA MEDICINA OCCIDENTAL, el que practicaba ayunos con el paciente justamente para depurarlo y no para matarlo o agobiarlo, como muchas veces pensamos. En realidad es un absurdo pues muchas veces parecería que en la farmacia tenemos el remedio antes que la enfermedad, los laboratorios se es- tán adelantando de una manera tan vertiginosa a nuestros síntomas que nos sorprenden con que se vendan antes de que sepamos para que nos pueda servir. Muchos médicos escuchan con más atención a los laboratorios que a los síntomas de los propios pacientes. Y cuando uno dice que con una hierba eso se puede resolver, nos miran como si fuéramos unos ilusos. Yo me pregunto o les pregunto a esos médicos, que se quemaron las pestañas estudiando durante tantos años, cuando de casualidad observaron toda la evolución de la naturaleza, de cómo el hombre provenía del mono o del pájaro, tanto da, ¿dónde estaban los laboratorios en esos momentos y cómo pudimos sobrevivir sin ellos? Hoy parece una pregunta tan poco común, ¿podremos nosotros, los humanos, sobrevivir sin los laboratorios como lo hicieron nuestros antepasados? ¡Por favor!, parecemos niños que inventamos un dios y luego lo adoramos como si él nos hubiera hecho a nosotros.

Por supuesto que siempre tenemos que tener un profesional o especialista al lado de nuestros pasos, pero hay médicos y médicos, como en todas las profesiones de la vida, inclusive en la que estoy y en la que estás tú. Pero en cualquier profesión que le demos la espalda a la naturaleza y nos coloquemos en un lugar "inexistente" como si fuéramos dioses del Olimpo, rodeados de negligencia y falta de ética estaremos en un error o mejor dicho en un horror. Somos parte de la naturaleza, no solamente estamos en ella, sino que también somos parte de ella y lo que nos hacemos a nosotros por más que parezca absurdo influye en ella. Formamos parte de un todo, tan sencillo como esto, yo escribo y tú lees y en este momento estamos pensando sobre si esto tiene o no sentido, si dejo de leer esta chorrada o sigo para adelante. En realidad quiero que entiendas, que cada organismo tiene una carga genética que en su origen primigenio tiene mucho que ver con nosotros, pues nosotros en algún momento también fuimos unicelulares igual que ellos y luego fuimos evolucionando, usando el mismo oxígeno y nitrógeno que ellos. Fueron nuestros ADN que se fueron escribiendo de una manera diferente, pero no quiere decir que excluyentes. Todos estamos formados de Carbono y precisamos de los otros como ellos de nosotros. El punto es que ahora miramos a los laboratorios, los números de los análisis que responden a poblaciones que jamás conocimos y publicidades engañosas de todos los tipos, es una pena, que esos líderes de opinión de la salud le den la espalda a la naturaleza, pues de esa manera nos estamos condenando a muerte, no solamente a nosotros sino que también a nuestras generaciones venideras.

Es gracioso, pues recuerdo una vez que iba caminando por una de las limpias calles del PRIMER MUNDO y le dije a mi compañera, "mira eso es Diente de león y es muy bueno para tus riñones" y me respondió, "¿pero tú estás loco? ¡Qué asco!" Así es, estamos acostumbrados a comprar todo y no a reconocerlo y hacerlo nosotros mismos.

Es más sino tiene la etiqueta de tal laboratorio no es bueno. Y claro, si no es caro tampoco. Pues nada, que no me quiero enrollar con todos estos temas que seguiré tocando más adelante, ahora quería marcarles la importancia del día después o del día de purificación a base de líquidos o frutas, dependiendo de nuestro temperamento. Confíen en ustedes y en su naturaleza, pero no dejen de visitar a un profesional o experto que los pueda monitorear pues todos precisamos de alguien que nos observe de afuera, por más expertos que seamos ya que muchas veces nuestro punto de vista puede estar bastante contaminado con el ambiente y no vemos las cosas tal como son. Un ejemplo es como un comentarista deportivo, que de fuera del campo observa y habla como el mejor, critica e interpreta jugadas, pero cuando le toca jugar tiene que cambiar de rol y el rol del jugador es bien diferente, ese mismo comentarista quizás cometa los mismos errores o peores que los jugadores que él criticaba.

Pero para redondear, ¿quiénes pueden y quiénes no hacer la dieta hídrica?, sino tenemos un profesional al lado es usar el sentido común, las personas que están por debajo de su peso, al estilo Mahatma Gandhi, que no lo hagan, ya que sería realmente una agresión para su organismo y los que sí, los que están por encima o tienen un exceso para limpiar, no habría problemas.

Consideraciones previas que tienen que tienen que tener en cuenta antes de realizar un la dieta hídrica o el ayuno.

Una vez que se hayan decidido a incursionar en este mundo de los ayunos o descansos digestivos para promocionar una desintoxicación es bueno comenzar con una buena preparación física, por ejemplo comenzar tomando un laxante o purgante, para que nos dé una sensación de limpieza más rápidamente. En todas las clínicas de ayuno-terapias se recomienda que no hagan caso a las advertencias y predicciones de sus amigos, que en los ratos libres trabajan de "pseudo doctores". No todo el mundo conoce la trayectoria del ayuno a lo largo de la historia. No se olviden de obser- var a la naturaleza que los rodea, y perciban que los animales cuando están enfermos no comen, ustedes si están obesos no están sanos, por lo tanto no tengan miedo de dejar de comer un día. Recuerde, no haga el ayuno por más de dos días sino es monitoreado.

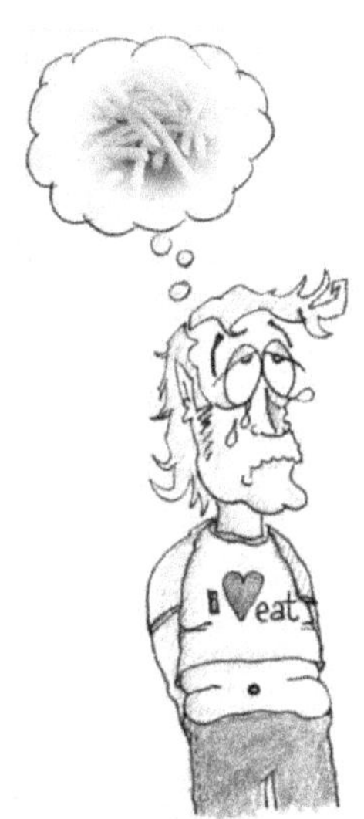

... si ustedes están obesos no están sanos, por lo tanto no tengan miedo de dejar de comer un día.

Usted se dará cuenta que es mucho más fácil sacrificar directamente toda la comida, que andar contando las calorías o comiendo pequeñas cantidades en sus platos.

La dieta hídrica le permite reposar sus órganos digestivos, mientras su torrente sanguíneo puede concentrarse en zonas afligidas o dañadas internamente.

Lo más seguro, que en el momento de comenzar con el ayuno, más de uno, le va a de- cir que lo ve pálido o que se va a enfermar, que está loco, que siempre con esas ideas extrañas.

Todos esos fantasmas, son proyecciones de los miedos y temores de las personas que lo están expresando, no recepciones miedos ajenos.

Hable con personas que hayan realizado este tratamiento o algún ayuno similar o lea los testimonios del capítulo XVI, para tomar coraje en su nuevo camino de purificación.

Recuerde, que debe de cuidarse de los movimientos bruscos o evitar lugares que tengan calefacción fuerte, como piscinas, saunas o aires acondicionados calientes, ya que las pérdidas rápidas de peso pueden producir variaciones en la tensión sanguínea y estas condiciones calientes pueden incrementar esos cambios.

Los antiguos decían que quien ayuna se entrega en las manos del médico interno. También puede realizar este tipo de tratamiento en un spa especializado, donde se ayuda o acompaña con estímulos homeopáticos, compresas torácicas, enemas, irrigaciones del colon, masajes y ejercicios con algún personal trainer. También tienen médicos y personal capacitado para este tipo de prácticas.

X

Como evitar el efecto rebote, efecto yo-yo o "acordeón" después de una dieta

"El hombre que domina a otros puede ser muy poderoso, pero el que se domina a sí mismo es invencible"

Ésta para mí es la clave del éxito para mantenerse bien. Quizás sea el punto por el cual hoy por hoy estoy recorriendo el mundo abriendo clínicas y consultorios en las ciudades más importantes de este planeta. Les aclaro que mi metodología de trabajo no se basa en la publicidad, jamás verán ni vieron nada publicitario con respecto a mi tratamiento.

Por eso quiero que entiendan que tampoco esto es algo mágico o que está basado en promesas incumplibles. La magia era cosas de chicos, pero icuánto nos cuesta dejar de creer en ella! Siempre en el fondo estamos buscando la espada de Excalibur o pastillas mágicas que puedan transformarnos en lo que siempre soñamos. Por eso cuando vemos en la TV aparte de "Alicia en el país de las maravillas" a la publicidad que nos interrumpe con una nueva pastilla que nos va a transformar en hombres y mujeres esbeltos, guapos y exitosos, lo primero que hacemos es llamar por teléfono a ese número que aparece en pantalla para hacernos de ella y soñar una temporada más como que sin "nuestro esfuerzo" las cosas pueden cambiar. Y es "MENTIRA".

El secreto del éxito radica en nuestro trabajo y esfuerzo personal. ¿O acaso aquellas historias que escucharon de personas que pasaron de "mendigos a millonarios" lo hicieron con una pastilla? Ustedes pueden argumentar que tuvieron suerte y que la suerte existe, personalmente no creo en la suerte, creo que todos tenemos "oportunidades" el problema es que hay algunas personas que las ven y otros que no. Y ahí podría estar una de las grandes diferencias entre un hombre exitoso del que no. El que no ve las oportunidades, o bien siente que tiene mala suerte, ve al mundo como hostil y a pesar de todo sueña con que en el mundo existe algo que lo pueda transformar. La transformación debería comenzar por nuestro interior, no digo que tengan pensamientos positivos y que eso ya sea suficiente para que mude todo nuestro entorno. Realmente es un trabajo de hormiga, y tenemos que entender ese concepto de "trabajo de hormiga" ser solidarios con nosotros mismos y tener la más infinita constancia en el trabajo y no en el resultado. ¿Qué quiere decir eso? Que no trabajen para ver el resultado, trabajen para sentirse a gusto trabajando, por el trabajo mismo, sentir el placer de hacer algo por ustedes mismos, solamente eso. El resultado de eso quizás sea a largo plazo, como esperar aquella semilla que sembraron y que tienen que regar durante todo un año para ver el resultado y si esperan más, ver los frutos de esa maduración. Todo lleva tiempo, pero por sobre todas las cosas, lleva constancia. La pregunta que se pueden hacer entonces es ¿para qué vamos a consultar a un profesional si todo depende de nosotros? Creo que muchos ya saben la respuesta, no es lo mismo estar acompañados de un profesional "que nos acompañe u oriente" en nuestro trabajo constante, pero el trabajo tiene que ser nuestro. En mi consultorio tengo pacien- tes que a pesar de haber quedado delgados y en buena forma, siguen yendo a conversar conmigo, ustedes se preguntarán para qué, pues es algo así como aquellas personas que para hacer ejercicios precisan tener un "entrenador" enfrente haciendo ejercicios, es lo mismo, pues los ejercicios de última los tiene que hacer uno mismo y aquí los pacientes van para charlar sobre sus problemas y para recordar cómo son las combinaciones buenas y malas, etc., hablar sobre las cosas que antes los hacían engordar. Este trabajo en muchos países lo hago de la mano con el mismo nutricionista que me derivó al paciente.

Ahora que tienen un poco más claro que el primer paso para evitar el efecto yo - yo somos nosotros mismos, vamos al segundo, que es "saber comer". No sean cómodos y aprendan a comer, no esperen que siempre les den todas las semanas tipo dieta con todos los alimentos combinados por expertos nutricionistas. Pues cuando salen a un restaurante lo primero que hacen es salirse de la dieta y luego como efecto dominó continúan al día siguiente, por la culpa que siente de la noche anterior y así comienza el famoso círculo del "eterno retorno" a la gordura y muchas veces con consecuencias peores que las del inicio.

Por eso el proverbio del inicio, "dominarse a sí mismo" va a ser nuestro principio en este capítulo y el secreto va a ser el conocimiento. El conocimiento por ejemplo de cómo están combinados los platos, de lo que son los Hidratos de Carbono y lo que son las Proteínas, de cómo se combinan entre ellos, de cómo las Grasas entran en juego y como muchas veces las quitamos cuando más las precisamos.

El tema de las combinaciones pasa por que los alimentos para ser digeridos dependen del PH de nuestro organismo. Aparte de que algunos son de digestión lenta y otros rápida. Por ejemplo ustedes habrán oído mucho acerca de esas dietas disociadas, el principio es el siguiente, las Proteínas precisan de un medio ácido para digerirse y las Hidratos de Carbono precisan de un medio alcalino, pues bien, ¿recuerdan en el colegio cuando les explicaban todo aquello del "PH", que si es menor que siete es ácido, si es igual es neutro y si mayor es alcalino?

Este capítulo se va a basar en el conocimiento de las consecuencias de estas combinaciones en nuestro organismo. Podemos comer lo mismo, todo lo que nos gusta, pero de una manera bien combinada. Recuerden que tenemos que sumar a este conocimiento, el del "principio de los índices glicémicos altos". Quiero aclararles que la correcta combinación no nos va a garantizar adelgazar de una manera rápida, pero de lo que sí les puedo asegurar es que no van a engordar. Esto es para cuando estén lejos de su nutricionista y estén sentados en ese restaurante que tanto les gusta, con la carta de comidas en sus manos y sepan cuales de ellos están bien combinados y cuales no.

Este punto intenta enseñarnos a pescar y no que nos den el pescado, es para independizarnos un poco o caminar con más firmeza en nuestra lucha contra la obesidad.

A pesar de que escuchen a muchos profesionales de la salud, que las dietas disociadas son una chorrada o que no sirven para adelgazar y que las comidas, combinadas o sin combinar engordan lo mismo, pues lo que importa son la cantidad de calorías que se ingieren y punto. Les aconsejo que no escuchen esos comentarios y que traten de entender este punto. Pues lo que está explicado en este capítulo, tiene más de cien años de estudio. El primero que comenzó a estudiar de manera científica este tipo de combinaciones y como era el funcionamiento de las glándulas en el organismo, fue Iván Pavlov, el mismo que nos había impresionado con sus experimentos con las ratas y el reflejo condicionado ¿Recuerdan la campanita y la secreción de saliva por parte del perro? Él en 1902 publicó un libro llamado "El funcionamiento de las glándulas digestivas", aquí explicaba los fundamentos básicos de la combinación de alimentos y sus consecuencias. La combinación de alimentos se basa, como ya les había dicho, en el descubrimiento de ciertos alimentos combinados se digieren con más rapidez y eficacia que otros.

Como les había comentado anteriormente, cuando apareció el hombre sobre la tierra, no existía el fuego, ni las panaderías, ni heladerías ni nada que fuera refinado. La refinación fue un invento del hombre o quizás una fatalidad evolutiva cultural. De lo contrario tendríamos que pensar que la naturaleza está mal hecha y que debemos transformarla en otra cosa, pero lo más gracioso es que esa "otra cosa" es mil millones de veces peor que la misma naturaleza.

Hoy por hoy tenemos cánceres de todo tipo y nos quejamos de la naturaleza, cuando nosotros somos el mismo cáncer que tiene la naturaleza y el planeta entero. ¿Acaso el planeta no se tendría que defender de nosotros, como lo hacemos nosotros con cada célula de cáncer que poseemos? ¿No les parece que a veces consideramos a la misma naturaleza como nuestra enemiga? Nos ponemos protectores solares, sandalias especia- les para caminar, pastillas potabilizadoras para el agua, lentes con filtros UV y el famoso fuego para pasteurizar todo lo que nos rodea. Recuerdan aquel dicho que decía que "si no puedes con tu enemigo, únete a él", aquí creo que sería a "ella". Volver a nuestros principios naturales, que por más que nuestra cultura evolucione y podamos inventar lo que precisamos, no nos olvidemos que siempre vamos a precisar "Agua" como en el pri- mer día de nuestra creación, desde que éramos amebas o microorganismos siempre precisamos del agua y continuaremos precisando de ella. Por más que con nuestra ciencia inventemos lo im- pensable, siempre seremos "animales orgánicos" como los otros que tenemos alrededor. No pode- mos cambiar nuestro diseño, podemos cambiar la manera de vestirnos, eso sí es la cultura, pero no podemos cambiar por dentro, siempre vamos a tener el mismo estómago que teníamos hace un millón de años, que está diseñado para un tipo de alimento que teníamos hace un millón de años, vamos a tener dos riñones con las mismas funciones antiquísimas. Hay una frase que dijo mi padre que siempre me impresionó, "con la tecnología llegamos a la luna pero la tecnología no ha podido lograr una gota de sangre". ¿Si sabemos cómo está hecha la sangre, porque no hacemos sangre en un laboratorio? Porque esa gota de sangre, tiene millones de años de evolución, al igual que ese estómago que llevamos dentro. Ese estómago está diseñado para digerir lo mismo que estaba diseñado el de la vaca, el del caballo, del elefante y el de todos los otros animales: "Alimentos sin refinar", "alimentos sin fuego o mejor dicho cocinados a altas temperaturas". Ustedes se preguntarán entonces ¿cómo es posible digerir lo que comemos? Pues con mucho trabajo y consecuencias no saludables. Nosotros atacamos a la naturaleza y ella nos devuelve el ataque con lo que comemos en forma de síntomas o enfermedades.

Recuerden lo que les había comentado anteriormente, el León tiene un aparato digestivo de tres metros y medio y nosotros aproximadamente unos doce. ¿A ustedes les parece que es por casualidad? Nosotros estamos diseñados para comer un tipo de alimentos y no cualquier alimento, el problema es nuestro paladar y los cocineros que experimentan con nuevos sabores muchas veces no teniendo en cuenta la correcta combinación.

Vamos a tomar por ejemplo el tubérculo de la papa o zanahorias, cuando las comemos al horno o mejor dicho cocinadas, lo que pasa aquí con el agua es que se evapora la mayor cantidad de ella y nos queda un alimento altamente concentrado en féculas y que para ser digeridos se precisan jugos gástricos alcalinos y no tan neutros como si hubiera sido una verdura normal. Una digestión de este tipo demora aproximadamente de 1 a 2 horas. Pues bien, si al chef o a ustedes se les ocurre comer esas mismas papas acompañadas con una carne horneada, aquí comienzan los problemas. Pues para digerir las carnes precisamos que nuestro estómago segregue jugos gástricos ácidos. Si hubiéramos comido la carne sola o con verduras crudas, la misma hubiera demorado en digerirse aproximadamente de tres a cuatro horas, pero ahora que están mezcladas con unas papas al horno, el estómago está segregando jugos alcalinos para digerir ese almidón. Y ahora el problema se agrava, ya que para digerir necesito que esos jugos sean ácidos y lo que está pasando es una combinación de jugos alcalinos y ácidos, por lo tanto se neutraliza la correcta descomposición de los alimentos. Pues el estómago comienza a segregar más ácidos para descomponer la carne y al mismo tiempo se ve forzado a segregar más jugos alcalinos para descomponer la papa. Lo que ocurre aquí, es que al estar neutralizado el medio de descomposición, la comida pasa sin ser digerida correctamente al intestino y aquí comienza el segundo problema pues la carne comienza a pudrirse y la papa a fermentar. Y una digestión que se podría haber resuelto en dos o tres horas pasa a tener una extensión de hasta diez horas, produciendo un exceso de cansancio en el individuo que lleva todo ese trabajo. ¿Imaginen el trabajo que tiene ese aparato digestivo? ¿Por qué creen que a muchos después de comer en vez de tener energía parecen que la pierden y necesitan dormir una siesta? ¿Dónde está esa teoría de comer para tener energía? Sin embargo cuando comemos frutas o ensaladas jamás nos apetece dormir una siesta, ¿cierto? El punto es comer una comida bien combinada, como el plato de pasta del maratonista, ¿recuerdan? Ahí solamente estaba comiendo Hidratos de Carbono, nada más y el estomago lo único que tuvo que hacer era segregar jugos gástricos alcalinos y punto. Ahora si esa misma pasta hubiera sido a la Carusso o Carbonara, (o sea mezclando proteínas con hidratos de carbono) el maratonista aun no se hubiera despertado de la siesta y estaría bajo un árbol, panza arriba esperando que baje esa barriga o que alguien le alcance un Alka Seltzer o bicarbonato para hacer la digestión.

Por eso la comida tiene que exigirle el menor trabajo posible a nuestro aparato digestivo, esa es la clave para adelgazar o mantenernos. Cuando quedamos "que no podemos más", ahí vienen los problemas, y la mayoría de las veces no es por la cantidad sino por la calidad o mejor dicho "la combinación" mal hecha.

Otra cosa a tener en cuenta en nuestro trabajo digestivo, son los postres, los postres cualquiera que sean, juegan un papel mortal, pues si comemos frutas después de las comidas, ellas, que son de rápida digestión pues no pasan más de veinte minutos, se mezclan con la comida anterior, y comienza a durar lo que dura la comida anterior, por lo tanto lo que ocurre con ella es que fermentan y engordan. Y el resto de los postres ni les digo, pues la mayoría que son esos helados o tortas o cosas altamente dulces, funcionan como la mez- cla entre dos ladrillos. Si lo anterior no engordaba, junto al helado la combinación es mortal. Soy uru- guayo y como uruguayo me encanta el "Dulce de Leche" pero lo como en las horas de la tarde, bien separado de las comidas.

Entonces para ir redondeando, las frutas antes de las comidas, por lo menos veinte minutos an- tes o bien a media mañana o media tarde.

Lo mismo con los dulces, si pueden evitarlos

mejor, pero para que no sean tan mortales, cuando los coman que sean bien separados de todas las comidas.

Tengan en cuenta que la comida que se pudre no se asimila y si no se asimila rompe con uno de nuestros horarios digestivos y luego va alterar también el de la Eliminación.

Pues ahora que tienen claras las correctas combinaciones, mas de alguno me preguntará por que en mi pagina web hay mezclas permitidas de proteínas y carbohidratos. Ustedes se habrán fijado que las proteínas que mezclo con los carbohidratos son las proteínas blancas y no las rojas. Eso tienen que tenerlo en cuenta también, no todas las proteínas son iguales cuando están combinadas. La que nunca podría estar combinada con los hidratos de carbono, es la carne roja. Aparte en el lugar que está especificado esa combinación de hidratos de carbono, por ejemplo con pescado es en un lugar que dice mantenimiento, tienen que tener claro que esa mezcla no los va a adelgazar nunca, es una mezcla de mantenimiento. Pero si quieren adelgazar, lo tienen que hacer totalmente a raja tabla, ninguna proteína con ningún Hidrato de Carbono.

Yo, por ejemplo, muchas veces como pescado o pollo con papas, esto sería una mezcla media malévola, pues bien, comiendo de esa manera, no engordo pero tampoco adelgazo. Pero si quiero adelgazar el pescado lo tengo que comer con ensaladas, comer dos o tres postas o filetes de pescado con ensaladas.

A continuación les voy a facilitar una lista de alimentos de los que se pueden combinar y los que no.

Primero vamos a ver las frutas (pues la acidez de las mismas muchas veces las hacen incompatibles con otras): Recuerdan que en un capítulo anterior explicamos que había tres tipos de frutas, las Ácidas, las Semi-ácidas y las Dulces. Pues bien, las FRUTAS Ácidas, solamente se combinan entre sí y con las Semi-ácidas.

Las FRUTAS Semi-ácidas se combinan con todas las frutas, tanto las Ácidas como las Dulces.

Y las FRUTAS DULCES se combinan entre sí y con las SEMI-ÁCIDAS. Nos quedaría un dibujo de esta manera, más que nada para que ustedes lo puedan visualizar:

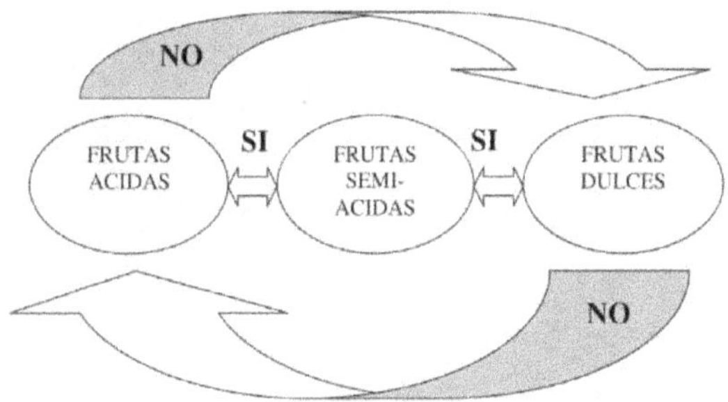

Lista de frutas

Cítricas	Ácidas	Semi-ácidas	Dulces	Neutros

Limón, lima, naranja, mandarina, pomelo, toronja, piña	Tamarindo, kiwi, borojo, feijoa, nance, nahuate de árbol, lulo, curaba, mora, arañon, uchuva	Manzana, uva, albaricoques o damascos, fresa, frambuesa, ciruela, noni, toda la familia de berries, mamoncillo	papaya, mango, melón, licha, pera, durazno, bananos, sandía, melocotón, zapote, dátiles, granadas, guayabas, guanabana, chirimoya, mangostin, pitaya, higos, breva	Aguacate o palta, coco, chontaduro, oleaginosos

Ahora viene el turno del resto de los alimentos y lo que tienen que tener en cuenta es lo siguiente, que son las Proteínas, los Hidratos de Carbono Compuestos (Harinas, Pastas y almidones) y los Hidratos de Carbono Simples (solamente las verduras, pues recuerden que las frutas se comen antes o bastante después de las comidas). No se asusten los españoles, pues algunas combinaciones pueden estar permitidas, a pesar de estar marcadas como prohibitivas, o sea pueden comer "Paella" pero solamente de mariscos y pescados o "Fideua", pero tengan en cuenta que con esa combinación no van a adelgazar si es el objetivo que están buscando. Se pueden mantener, que ya es mucho, y vivir sin culpas. Pero si ustedes quieren seguir adelgazando olvídense de las paellas y fideuas por un buen tiempo hasta que hayan llegado a su equilibrio.

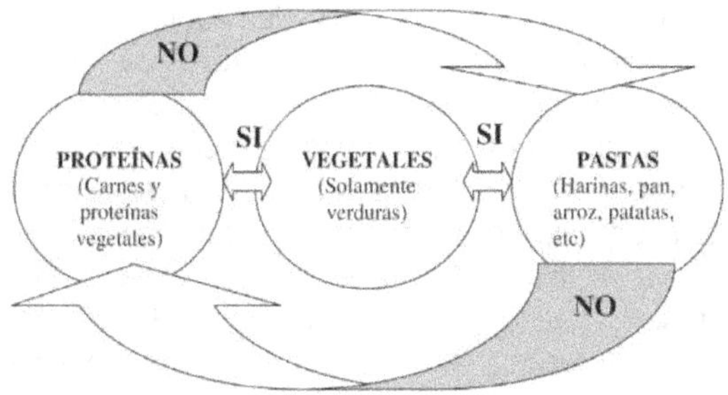

"Jehová habló a Moisés, diciendo: Yo he oído las murmuraciones de los hijos de Israel; háblales, diciendo: Al caer la tarde comeréis carne, y por la mañana os saciaréis de pan, y sabréis que yo soy Jehová vuestro Dios."

Libro Éxodo Cap. 16 vers. 12

XI
Las vacaciones

Otro de los temas que tenemos que tener en cuenta son las famosas y deseadas vacaciones. Hay que destacar aquí que existen varios tipos de vacaciones, las reales que son cuando uno termina de trabajar y se descuelga absolutamente de todo y las otras, que uno continúa con el estrés del trabajo llevado a la máxima extensión en las vacaciones haciendo de todo lo que le venga gana, incluyendo a las comidas. Las verdaderas vacaciones consisten en desvincularse de las viejas rutinas cotidianas del trabajo, buscar los placeres inmediatos en donde nos encontremos. Pues bien, la comida aquí juega un papel decisivo y yo mismo muchas veces soy "víctima" de ese tipo de vacaciones, cuando realizo mis viajes a los lugares inhóspitos alejado de todo, tratando de encontrar los placeres internos que la rutina se encarga de tapar todos los días con una capa de polvo, con las viejas justificaciones de las obligaciones de otros. En ese tipo de vacaciones no tengo problemas inclusive regreso en mejor forma, pues trato de que esos caminos místicos integren absolutamente todo mi ser. Pero como uno no vive solo, cuando me tomo unos días solamente para romper con la rutina y acompaño a familia y amigos, desesperados por sol y playas, es cuando vienen los problemas con la nutrición. Hoy encontramos de manera mucho más accesible, ya sea a través de Internet o agencias de viajes, ofertas de viajes con hotel cinco estrellas "todo incluido" o si quieren "media pensión". El punto aquí es que cuando elegimos un "all inclusive" a nuestro regreso nos preguntan "¿y cómo pasaron? Y la respuesta es siempre la misma "COMIENDO", eso si fueron discretos, pues sino también la respuesta hubiera sido "Y TAMBIEN BEBIENDO". La solución no es tomar tampoco un "Media Pensión", pues en estos hoteles la media pensión significa que tienen derecho al Desayuno y a la Cena, imaginen... las dos ingestas que tendrían que ser más pequeñas, pues nada, aquí como el desayuno está incluído y luego nos vamos a trotar por toda la ciudad, "nos comemos todo", desde nuestras delicadas infusiones y jugos naturales hasta la patisserie, incluyéndoles huevos revueltos con salchichas. Un desastre.

Y esto en verdad no es un día "D" como lo habíamos llamado anteriormente pues mientras trotamos por la ciudad muchas veces seguimos comiendo cosas baratas y rápidas para no perder el tiempo o nada directamente si es que estamos en la playa hasta la noche, que llegamos como desaforados

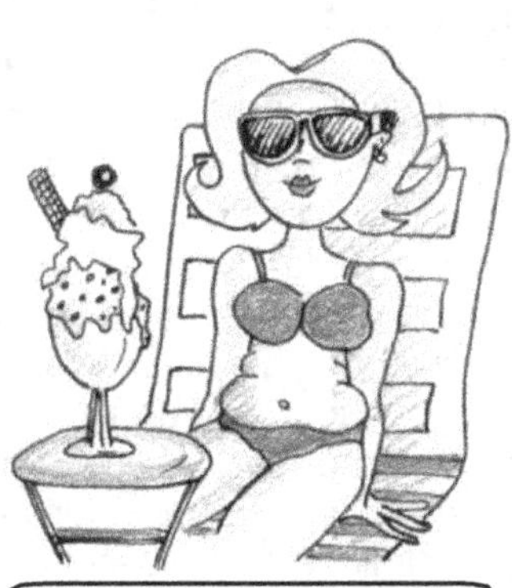

Cuando elegimos un "all inclusive" a nuestro regreso nos preguntan "¿y cómo pasaron? Y la respuesta es siempre la misma "COMIENDO".

a las bandejas de comida del restaurante del hotel. Inclusive hacemos cualquier cosa, total mañana no trabajo y si sigo durmiendo porque todo me cae pesado, me levanto más tarde y punto.

Menos mal que las vacaciones de este tipo suelen ser de una semana, luego por lo general tenemos la otra semana que es cuando regresamos a casa. Pero esta semana del "all inclusive" o la "media pensión" dependiendo de nuestras conductas y compañías solemos aumentar como nada, más o menos unos quinientos gramos por día en el mejor de los casos. Yo ahora acabo de regresar de unas vacaciones como esas y les digo la verdad, debo de tener unos tres kilos más en solo una semana. No está demás decirles que me cuido, imaginen si me descontrolo. Pues ahora me queda bajarlos, comenzando hoy lunes con muchas infusiones y bien combinado. Si podemos realizamos uno o dos ayunos o dieta hídrica en esta semana y en la que sigue; y a la segunda semana ya estaré en forma nuevamente, justamente para cuando regrese a Uruguay a retomar el consultorio.

De todas maneras no quedó claro que debemos hacer en ese tipo de hoteles, en realidad no hay mucho para hacer, pues para una persona que le cuesta dominar sus impulsos decirle que continúe desayunando como estaba teniendo una mesa "absolutamente gratis" (cuando en realidad la pagamos de nuestro bolsillo) creo que debe- mos recordar o bien lo que nos cuesta adelgazar o como voy hacer para eliminar todo aquello. Mi- ren que puede ser fácil, levantarse ir corriendo al restaurante donde sirven el desayuno, servirse la infusión sola a lo sumo con azúcar (para no tener una lipotimia por las largas caminatas que van hacer en la ciudad o por el tiempo de exposición al sol) y salir corriendo para aprovechar el día, no se olviden que ustedes pagaron para ir al lugar que está "afuera" del hotel, no por la comida que tienen sobre esa mesa. Si ustedes se fijan solamente en lo que les brinda el hotel, éste se va a convertir en un SPA PARA ENGORDAR y no una inversión para descansar, recuerden y escríbanselo en alguna parte, el hotel es para descansar bien luego de todas nuestras jornadas, ya sea de aventuras, tomar sol o "shopping".

El negocio tendría que ser de ustedes y no del hotel, lo que busca el hotel es que vuelvan, pero al hotel no le importa para nada si ustedes recorren la ciudad o no. El negocio de ellos es que ustedes estén con ellos y no afuera. ¿Pero qué hacemos mientras todos nuestros amigos están desayunando? Pues también aprovechen el hotel, usen todo lo que les ofrece (no solamente el restaurante), vayan a la piscina, al sauna, miren los espectáculos que ofrece, averigüen si tiene algún gimnasio o masajes, etc. Por eso les digo que tengan cuidado con ese tipo de excursiones. Cuantas veces escuchamos por ahí, que uno viene ahorrando para tomarse una excursión para ir para Túnez por ejemplo y al final pareciera ser que uno estuvo ahorrando para estar en un hotel, que a pesar de estar en Túnez es exactamente igual al que está en Venezuela y en la ciudad donde ustedes viven, luego regresamos hablando del hotel y preguntándonos para que fuimos a Túnez.

Hay otros sin embargo que son más osados, se compran los pasajes a un destino determinado y luego allí rentan un coche, para hacer la famo- sa "ruta gastronómica del lugar", estos sí que tie- nen cara, pues trabajan todo el año para tomarse unos días de puro placer gastronómico. Van por los pueblos visitando las bodegas y ya de paso hincándole el diente a todos los quesos que están allí afuera y los jamones, para encontrarse en el pueblo siguiente que la comida típica es un guisado, y ahí vamos. Ni siquiera se plantean caminar una cuadra, pues estacionan el coche en todos los pueblos pero enfrente al restauran o taberna. Tenía un paciente que había visitado Italia, claro la recorrió toda desde Génova hasta Reggio Calabria, por supuesto que había visitado Verona, Firenze, Venecia y Roma pero no tenía idea de donde quedaba "La Fontana di Trevi" o "el David" de Miguel Ángel, pero si le preguntan por un restaurante especifico en Roma, él les va a comentar hasta la presentación de la carta, pero nada de caminar por dentro del Museo del Vaticano o por las callejuelas que rodean "Il Campo de Fiori". Con esa filosofía de vida me lo encontré en mi consultorio y con sus consecuencias, 145 kilos con apenas 1 metro 60 centímetros, asustadísimo por lo que significaba para su salud. ¿Imaginen qué puede disfrutar de la vida este hombre, con ese estado de deterioro o abandono? Aunque les parezca mentira, luego de contarme su periplo por Italia, me dijo que estaba diseñando su futuro viaje por "las Tierras Galesas" y las cosas ricas que se pueden encontrar por allí. ¿Qué remedio hay para una persona así? ¿Cuándo no saliendo aún de la enfermedad continúa pensando cómo seguir incrementándola? Ya me veo que van a comenzar a criticarme y preguntarme, ¿pero entonces cómo hacemos para disfrutar de un país o una ciudad sino probamos su comida? Podemos probar su comida, visitar las bodegas de vino en Oporto en

Portugal pero luego salir a caminar y disfrutar de su ciudad "caminando" por ejemplo por las orillas del Douro y de esa manera compensamos nuestros pequeños desajustes. Ustedes tienen que pensar que salir de viaje, es como irse también en coche, si nosotros salimos con las ruedas desinfladas, sin agua en el radiador o sin aceite, ustedes saben que tienen asegurado como final del viaje un desastre que les podría costar la vida. Aquí pasa lo mismo, estos pequeños desastres muchas veces no le damos importancia porque no vemos los resultados inmediatos, pero comienzan a for- mar parte de nuestro gran deterioro y por lo tanto el principio de nuestro fin.

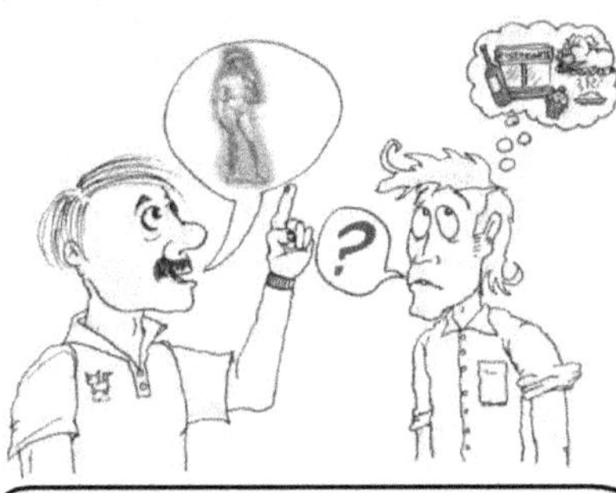

Tenía un paciente que había visitado Italia... Verona, Firenze, Venecia y Roma pero no tenía idea de donde quedaba "La Fontana di Trevi" o "el David" de Miguel Ángel, pero si le preguntan por un restaurante especifico en Roma, él les describía hasta la presentación de la carta...

Quiero dejar claro que este tipo de personas, no solamente precisan de un profesional nutricional que les oriente en las comidas, principalmente para no continuar engordando. Haciéndole entender o comprender por ejemplo cómo funciona el secreto de las combinaciones. También precisan de otro tipo de apoyo, específicamente psicológico ya que este tipo de personas, encuentran el placer estereotipadamente en las comidas y eso supone una degeneración de nuestro sentido por la supervivencia y por ende involucrando su estado emocional.

¿Recuerdan lo que hablamos anteriormente de las otras dos funciones del Hipotálamo, aparte de la alimentación, que son exactamente igual de importantes como el descansar, el sexo y el sentirse amado? Pues en este caso al estar una de ellas "exacerbada", las otras aparecen desplazadas causando un desequilibrio o síntoma que en este caso particular va a ser "la obesidad" y las patologías que "ella" conlleva. Esta persona tiene que trabajar mucho en recuperar "su conciencia" pues se habrán dado cuenta que al comentarme su futuro viaje gastronómico no tiene idea de lo que continúa haciendo, para ello es que existe la terapia. Para hacernos "conscientes" de nuestros discursos "autodestructivos inconscientes" que manejamos cotidianamente. Es para reconocer en nosotros donde tenemos el problema o conflicto, de esa manera podemos aprender a hacernos cargo o responsables de nosotros mismos y dejarnos de "culpar a terceros" de todos los problemas que tenemos.

XII
El Índice de Masa Corporal

Hay muchas maneras para saber si uno está en el peso que tiene que estar o no. La irrefutable y siempre confiando en nuestro sentido crítico, es el espejo. No teniendo "michelines" a los costados y sentirnos cómodos con nuestro cuerpo es lo fundamental.

Claro que muchas veces podemos sentirnos cómodos con nuestro cuerpo y cargar con "michelines" para tractores amarillos y a veces al revés, ni siquiera tener un músculo para cargar y vernos realmente gordos, como le pasa a los pacientes que padecen de Anorexia.

La O.M.S. (la Organización Mundial de la Salud) determinó que el peso ideal de una persona debía calcularse según su altura a través de una fórmula llamada Índice de Masa Corporal, quizás lo vean por ahí con las siglas de IMC o también lo puedan encontrar dependiendo del artículo con las siglas BMI (Body Mass Index).

La manera de calcularlo parece difícil, es una ecuación, pero no se asusten, que con un poco de práctica lo pueden realizar a vuelo de página, claro siempre con una calculadora de mano al lado. Este cálculo indica si la persona está por encima o por debajo de su peso normal para su tamaño físico.

La ecuación es la siguiente: Peso actual dividido por la altura multiplicada por sí misma, o sea al cuadrado. Quedaría así:

IMC = Peso Actual / (Altura2)

Les voy a aplicar un ejemplo, para que les quede más claro y figurado, lo voy a hacer conmigo mismo, yo mido 1,74 metros y peso 72 kilos actualmente. Entonces el IMC se calcularía de la siguiente manera:

IMC = 72 / (1,74 2)
(1,74 2) = 1,74 x 1,74 = 3,0276
IMC = 72 / 3,0276 = 23, 781
IMC = 23,781

Tienen que tener en cuenta que esta fórmula está basada en el sistema métrico y no en el imperial, o sea las medidas tienen que estar tomadas en metros y kilogramos.

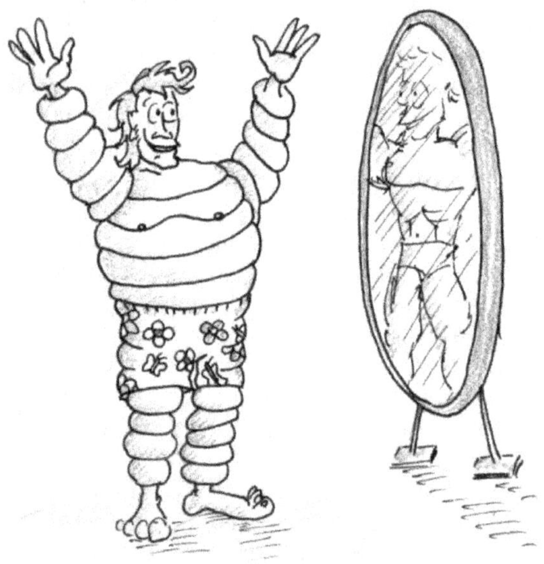

Muchas veces podemos sentirnos cómodos con nuestro cuerpo y cargar con "michelines" para tractores amarillos...

A mí por ejemplo me dio como resultado un 23,7 y ese número lo tengo que comparar con una tabla que la misma OMS proporcionó para determinar si estoy por encima o por debajo de mi peso. A través de la altura y el peso (como las balanzas electrónicas de las farmacias), determinan si están por encima o por debajo de su peso, es a través de esta fórmula. En este número también hay que tener en cuenta nuestra constitución, si tendemos a ser grandes de espaldas por el ejercicio, si somos normales o siempre fuimos medios pequeños.

Referencia	Valor mínimo	Valor máximo
Deficiencia Nutricional 1°	17	18,5
Bajo peso	18,5	20
Normal	20	25
Sobre peso	25	30
Obesidad 1°	30	35
Obesidad 2°	35	40
Obesidad 3°	45	

Como ustedes ven en esta tabla, el 23,7 entraría dentro de la Referencia Normal, teniendo en cuenta que hice mucho ejercicio, como les había contado acerca del Karate, Gimnasia Olímpica y Remo, tendría que estar más cerca del 25 que del 20 ¿Me entienden? Si no lo entienden se pueden poner en contacto a través de nuestro sitio web: www.davidberniger.com y nosotros a través de la correspondencia vía email, le mandaremos su valor de referencia.

De todas maneras, esto es para tener una idea aproximada de cómo están ustedes, pues tam- bién hay que tener en cuenta la edad, la densidad de sus huesos, la cantidad de Masa muscular que poseen. Para conocer su perfil particular no dude en visitar a un profesional de la Salud, hoy por hoy contamos con servicio médico al alcance de nuestras manos.

XIII
El Método Ankshu

El mayor obstáculo que podemos encontrar para realizar este camino, no es el fisiológico, sino que es el psicológico. Nuestros miedos pueden destruir las montañas que con tantas ansias "la fe en nosotros mismos" ha construido.

El Método Ankshu se trata de "un ayuno o dieta hídrica acompañado por aplicaciones de Acupuntura Egipcia". Que le permiten a la persona realizar el ayuno sin ningún tipo de problema, ya que las aplicaciones se basan principalmente en bajarle los niveles de ansiedad, inhibir el estómago y aumentar el metabolismo. Esas tres aplicaciones o "puentes" como se le conoce son realizadas por un especialista en ese arte. Quizás a muchos les rechine escuchar o leer acerca de las energías que tiene el hombre y su vínculo con el universo, pero lo que no pueden olvidar, que ya en 1905 el premio Nobel de física, Albert Einstein descubría una fórmula que explicaba este famoso enigma, había escrito con la edad de veintitrés años sobre un pizarrón que $E=MC2$, ¿qué quería decir esto?, que la Energía era igual a la Masa por la Velocidad de la luz al cuadrado. Pues bien, ahora vamos a leerlo de otra manera, si nosotros tenemos una masa "solida", ésta esta compuesta por Energía "intangible" y la misma Energía "intangible" está compuesta por partículas "solidas. Pues la velocidad de la luz ahora es masa y energía, o sea una onda y una partícula. Nosotros somos eso, somos luz, masa y energía que cumple con la más mínima ley del Universo. Esa constancia de masa, energía y velocidad, son las que nos conforman en cuerpo, mente y alma como una sola unidad perteneciente a otro organismo más grande como el espacio.

En el primer momento del Big Bang, se dividió la Energía en dos polos, el positivo y el negativo, tipo el Ying y el Yang de los orientales de un gran campo electromagnético, con fuerzas que repelen y otras que atraen a las partículas en el universo. Pues la acupuntura egipcia funciona en estos campos.

Para aquellos que se están haciendo la idea o semejanza con la Acupuntura China, éstas son bien diferentes, pues la Acupuntura China penetra en el cuerpo estimulando un punto eléctrico que corresponde a un órgano. La Acupuntura Egipcia solamente utiliza dos agujas de acero sin puntas o mochas, que son cargadas o polarizadas por el especialista en una positiva y otra negativa.

Hay una frase del Tao, que dice que una planta puede vivir sin sus flores pero no sin sus raí- ces. De la misma manera pasa con las personas, cuando éstas se desconectan de la vitalidad del universo, nuestras raíces a la vida, son nuestros órganos vitales, como el corazón, hígado, riñones y cerebro los que sufren.

En los antiguos templos o escuelas, se acostumbraba a que los adeptos transmutaran la esencia y la energía en espíritu puro, mediante prolongados ejercicios de respiración, meditación y ayunos. En Crotone (escuela pitagórica de la Magna Grecia, actualmente sur de Italia) era indispensable este paso para la iniciación, Pitágoras no hablaba con el adepto, hasta que éste no hubiera culminado su ayuno de cuarenta días. Parece una coincidencia, pero uno de los requisitos que cuenta la Biblia que tenían que hacer los profetas para poder llegar a Dios o a sí mismos en las montañas, era realizar un ayuno de cuarenta días también. Daniel Ried cuenta que los adeptos al Tao en la antigua China también ayunaban con frecuencia "controlan estrictamente su alimentación, mantienen el celibato, viven en completa soledad y se pasan días y noches enteras sumi- dos en un profundo trance, obtenido mediante la técnica de "sentarse quietos sin hacer nada". Todo ello fortalece su cuerpo-espíritu, del mismo modo que un levantador de pesos fortalece su cuerpo mediante el ejercicio físico."

Pues bien, cuando uno ve a simple vista las agujas de acero de la acupuntura egipcia, parecen como si estuvieran imantadas, pues las cargas contrarias se atraen, luego de que hayan sido cargadas. Una vez cargadas o polarizadas las agujas por el especialista se presionan y estimulan en distintas zonas del cuerpo, aplicando en cada una de esas zonas diferentes cargas. O sea que si la Acupuntura China se basa en los campos eléctricos de nuestro cuerpo, la Acupuntura Egipcia lo hace a través de nuestros campos electromagnéticos que se desarrollan alrededor de esos centros eléctricos.

Otra cosa diferente es que el campo electromagnético tiene una carga, ya sea positiva o negativa y eso va a depender a que parte del cuerpo me estoy refiriendo, por ejemplo si es del lado derecho del paciente o del izquierdo. Por ejemplo, si yo quiero estimular un órgano, lo primero que tengo que hacer es identificar en que parte de mi cuerpo también está representado, una vez localizado con su respectiva carga, por ejemplo positivo, lo que tengo que hacer es aplicar una carga contraria, de esa manera estimularía el campo magnético y por correspondencia al órgano. Si lo quisiera inhibir en el caso por ejemplo de una fuerte ansiedad le aplicaría la misma carga.

Esta es la explicación que le encontré luego de muchos años de estudio y la que mejor me cie- rra, pues cuando aprendí esta ciencia, estas cosas no se explicaban, uno tenía que informarse por las cosas que veía alrededor. Es una ciencia muy antigua, que linda con el mito y la leyenda, y buscarle una explicación científica es exactamente lo mismo que hizo Freud interpretando a los mitos en el inconsciente colectivo de las masas. Si bien le hice algunas modificaciones diferentes de las que había aprendido, es porque fueron el resulta- do de mi experiencia, por eso también me tomé el atrevimiento de bautizar a algo que jamás tenía nombre, pues siempre se le decía "agujas", para mí es más que eso, por eso el nombre de Ankshu significa "Irradiar Energía Vital".

Lo que les quiero aclarar, es que hoy en día me dedico a viajar por el mundo aplicando este Método Ankshu. Para el paciente es mucho más cómodo, pues puede realizar un ayuno o dieta hídrica sin ningún tipo de problemas o trastorno. ¿A qué me refiero con esto? Pues ustedes saben que en el mundo hay muchos centros que se dedican a la ayunoterapia, centros muy importantes localizados en los mejores lugares del mundo como en Marbella la clínica "Buchinger" o en Barcelona en "El Montanyá" el "Instituto Hipócrates", en Sudamérica tenemos

"Diquecito" en Córdoba Argentina. Son centros donde uno se puede recluir para realizar su depuración de lo que sea. Cuando es una depuración puntual no hay problema, pero cuando nuestra depuración es por unos kilos de más, los adelgazamos rapidí- simos, pero lo malo, es que cuando salimos de allí nos encontramos de frente con todas nuestras vie- jas costumbres y malos hábitos que nos regresan esos kilos a velocidades increíbles también.

Con el método Ankshu, el paciente es ambulatorio, o sea, vuelve a su casa y no está internado o reclutado con una heladera con candado, al contrario puede compartir la cena con el resto de la familia o participando de un almuerzo de negocios. Obviamente que solamente tomando agua o alguna otra infusión. Pero gracias al método Ankshu le puede decir que "no" a todo lo que le rodea y continuar siendo feliz. Una cosa que experimentan la mayoría de los pacientes que lo han realizado es el humor, el buen humor que tienen a diferencia de otras dietas que realizaban y lo fácil que es decirle que no a todas las cosas que nos engordan.

¿Qué tiene esto de beneficio?

Pues el individuo aprende a domar a su "Caba- llo" cuando está corcoveando, que de otra manera, lo que estaría haciendo es dejar al "Caballo" en el Haras hasta que le den de alta. Muchas veces tenemos por ahí algún jefe que nos dice cosas que no las podemos digerir, entonces nos vamos al fondo o bien llegamos a casa y nos zampamos un pan con manteca para que se digiera mejor. Aquí, como la persona está bajo tratamiento Ankshu, una vez que se presenta el jefe y le dice las barbaridades de siempre, tiene solamente dos salidas, o bien resuelve el problema con el jefe y le dice que eso no está bien o canaliza la ansiedad y angustia por otro lado, ya que comer no puede porque tiene su estómago en estado basal.

Otro beneficio es que la persona no queda aislada del mundo, y más cuando tenemos que aprender que los problemas los tenemos con el y en el mundo. No se imaginan lo cansado que estoy muchas veces de escuchar "que aquí en España por ejemplo cuando se sale con los amigos es para comer", la gente no se da cuenta que cuando se sale con los amigos de cualquier parte del mundo salen a comer. No es justificativo para estar gordos o para decir que el tratamiento es difícil. Yo también salgo con mis amigos y ya les conté como resuelvo mi problema. Pues aquí uno tiene que dar la cara y decir "me estoy depurando" y que les caiga como les caiga. Evidentemente van a comenzar a escuchar por todas partes, eso es horrible, te va a hacer mal, es totalmente desbalanceado, que estás loco, que siempre con esas ideas. En realidad tenemos millones de justificaciones para no hacerlo y una sola oportunidad para hacer las cosas que es ahora.

Les aclaro que el libro no apunta a que hagan este Método, pues este Método Ankshu lo tienen que hacer con un profesional capacitado en el mismo, pero si aprovecho para explicarles un poco de que se trata.

Realmente es fantástico, ya que los pacientes no tienen hambre, tienen buen humor y al mismo tiempo se están depurando, ni hablar de lo que están adelgazando. Pues las mujeres con este método bajan como poco, medio kilo por día y los hombres setecientos gramos, o sea de ahí para arriba imaginen como les cambia el humor.

Otra de las políticas que utilizo para realizar este tratamiento, es que el paciente haya venido de parte de otra persona, o sea, jamás van a leer alguna publicidad invitándolos a realizar este tratamiento. Lo que sí es que quizás escuchen a uno u a otro que ya lo hizo y se los comenta alentándolos a que lo hagan.

De todas maneras la persona tiene que tener una entrevista inicial con el profesional antes de realizar el Método Ankshu donde se le explica al mínimo detalle en qué consiste el tratamiento, es conveniente que se realice un análisis clínico antes de verificar el tratamiento y luego otro inmediatamente después, para que la persona vea los cambios y beneficios que se pueden constatar en su organismo. Les vuelvo a destacar que esto no es una dieta, les repito, es un tratamiento que tiene que tener soporte profesional nutricional y psicológico, pues son por las dos vertientes que se va abordar a la persona. Un tratamiento puede ser peligroso si no se hace con el profesional adecuado, especialmente en personas que se sospecha un cuadro de Anorexia o Bulimia.

No duden en buscar información del mismo, lo pueden hacer consultando a un médico que conozca realmente del Método Ankshu, que des- de ya les digo es muy difícil, o bien induciendo a su médico para que busque la información por sí mismo, ya sea alcanzándole este mismo libro o visitando nuestro website www.davidberniger.com Hay un viejo dicho que dice "No todo lo que brilla es oro" por eso tomen las precauciones pertinentes al caso si quieren realizar este método. Hoy contamos con la biblioteca más grande del mun- do al alcance de nuestras manos y no precisamos ir a ciudades como Alejandría en Egipto para acceder al conocimiento único. Esa herramienta es Internet busquen, procuren por ustedes mismos colocando la palabra Ayunoterapia o métodos que sean a base de ayunos. Ustedes dirán, pero este hombre me está induciendo que haga otra cosa parecida y no el Método Ankshu, pues sí, lo que quiero realmente es que esta información le sirva de verdad al paciente, de todas maneras creo que les marqué cuales eran las diferencias que había entre este Método y el resto. Aquí ustedes pueden seguir con todas sus rutinas obligatorias, como trabajar sin necesidad de sacrificar sus vacaciones para recluirse en un spa y practicar un tratamiento parecido.

XIV
Medidas a tomar después del tratamiento Método Ankshu

Este tratamiento sirve también para ayudar a dejar de lado ciertos malos hábitos alimenticios, por eso, ahora que su organismo está bien desintoxicado, deberá poner atención a determinados puntos:

Masticar bien los alimentos. Lo ideal es masticar entre quince y treinta veces cada bocado de comida que lleva a la boca, ya que es ahí dónde comienza la digestión.

Beber en abundancia luego de comer. Agua y otros líquidos como té o jugos, no solamente tienen la función de rehidratar, colaboran también en el buen funcionamiento del intestino. Por lo menos, es necesario beber de seis a ocho vasos de líquido por día.

Si está cansado, no coma. Su aparato digestivo, también lo está.

No coma parado. Siéntese siempre para comer, y respire hondo tres veces mientras mastica. Esto ayuda a eliminar el estrés y facilita la digestión. Acostúmbrese a realizar este ejercicio automáticamente, cada vez que lleve un alimento a la boca.

Coma tranquilo. Haga sus comidas en ambientes relajados.

Cuando coma fuera de su casa y no quiere comer vegetales, elija carnes magras. Asadas o grilladas, sin salsas, o con una filetto liviana.

Utilice productos naturales e integrales, si es posible.

Trate de comer pocas cantidades y con mayor frecuencia. Es mejor hacer de seis a ocho pequeñas comidas por día que pocas y abundantes.

Coma muchas hortalizas y verduras crudas. También, frutas y pequeñas cantidades de proteínas.

Las fibras deben estar presentes en todas las comidas. Ayudan a prevenir dolencias intestinales, disminuyen los niveles de colesterol y favorecen el proceso de adelgazamiento, pues merman la absorción de grasas en el organismo.

En la preparación de las comidas reemplazar la crema de leche por yogur natural, pues no sólo tiene menos grasas, sino que les da la misma consistencia y, además, su sabor y color es parecido.

Incluya carne y alimentos ricos en vitamina C. Para aumentar la absorción de hierro que poseen los alimentos de origen vegetal, incluya en sus comidas una porción de carne y alimentos ricos en vitamina C (frutas: cítricos; verduras: morrón, tomate, coliflor, espinaca).

Trate de evitar el consumo en exceso de bebidas alcohólicas. Por ejemplo, una lata de cerveza tiene 150 calorías. Puede beber dos copas de vino o dos medidas de whisky por semana.

No beba líquidos durante las comidas. Beba una hora antes y una hora después de las mismas. De lo contrario, el líquido bebido diluye las enzimas de la digestión, imposibilitándoles hacer correctamente su trabajo.

Procure que los alimentos sean variados. De esta forma evitará una posible carencia de nutrientes.

Sus comidas siempre deben ser equilibradas. En nutrientes y en calorías.

Incluya siempre alimentos crudos en sus comidas. Pues con las altas temperaturas algunas vitaminas, principalmente las hidrosolubles, se pierden.

Evite harinas y azúcares refinados. También, el exceso de sal.

Aceites: puede utilizar una cucharada sopera en ensaladas y saltados de aceite de oliva o maíz.

XV
Una semana de ejemplo para luego del tratamiento

Lo que tienen que tener en cuenta en como resolver una semana respetando las combinaciones. La semana que van a ver a continuación es una semana estrictamente "ordenada" o "adelgazante" ya que está bien separados las proteínas de los almidones.

Les aclaro que es una semana de ejemplo, pues como les dije anteriormente, no pretendo que esto lo tomen como una dieta, ya que el resultado sería agobiante psicológicamente, esto es solamente para que tengan una idea de cómo se combinan los alimentos y como es posible, comer dentro de un programa de desintoxicación sin ningún tipo de problemas. Para aquellos que quieran incursionar más en detalle de las combinaciones posibles, les aconsejo que entren en el web site de www.clinicaberniger.com y pulsen el botón de la lista del sí y del no permitido que lo van a ver más claro.

• Desayuno y merienda: Siempre traten de que sea algo liviano, como les dije, procuren que el desayuno sea como de "mendigo" o revitalizante como podrían ser las frutas sin interrumpir el ciclo de la "Eliminación".

Por eso aconsejo que sean infusiones y frutas principalmente.

*Infusiones cualquiera, que puede ser acompañado de zumo de frutas o frutas.

Lunes
Comida
* 1 fruta
* Café o infusión
* Sopa fría de pepino
* Bistec a la plancha con 1 tomate sazonado con orégano
Cena
* Espárragos verdes
* Infusión relajante

Martes
Comida
* 1 fruta
* Café o infusión
* Redondo de ternera fría con ensaladilla y un poquito de mayonesa light
Cena
* Fruta
* Infusión relajante
* Tomates rellenos al horno

Miércoles

Comida
* 1 fruta
* Café o infusión
* Verduras al horno
* Lomo a la plancha

Cena
* Frutas con yogur descremado
* Infusión relajante

Jueves

Comida
* 1 fruta
* Café o infusión
* Pollo al horno

Cena
* 1 yogur descremado
* Infusión relajante
* Alcachofas con tomate

Viernes

Comida
* Sorbete de fruta
* Café o té
* Alcachofas rellenas
* Rodajas de merluza al horno

Cena
* Ensalada de manzana, apio, rabanitos, naranja
* Infusión relajante

Sábado

Comida

* Fruta
* Café o infusión
* Hortalizas al horno
* Cola de merluza al horno

Cena

* Infusión relajante
* Ensalada de escarola y queso cabra
* Tortilla de ajos tiernos

Domingo

Comida

* Fruta
* Café o infusión
* LIBRE (elegir cualquier menú de la semana)

Cena

* Infusión relajante
* Brocheta de frutas: kiwi, fresa, mandarina

XVI
Testimonios

"De Atkins a Scardale, de la Luna a la Clínica Mayo, de la Macrobiótica a la Disociada o la del último spa de moda en el mundo, la lista puede continuar sin límites al remontar la memoria por las mil y una alternativas en las que -con pena o con gloria- me he sumergido año tras año, persiguiendo siempre el exterminio de los kilos de más.

Sobran entonces las razones para captar por qué cuando me nombraron por primera vez la terapia bio-energética de David Berniger, el gesto escéptico fue mi respuesta. Es más, a las recomendaciones de un médico amigo antepuse ciertas ideas como que ayunar es la negativa consciente a las necesidades y deseos del cuerpo y, por tal, hasta sería necesario involucrar un sentido religioso en el asunto. Pero aún así, sin ninguna preparación iniciátca, como yo erróneamente le adjudicaba al tema, y hasta desconfiando del término bio para una terapia que desde el vamos parecería decirle no al Bio, me lancé al encuentro de David Berniger.

Y me topé con varias sorpresas. En primer término, su erudición en temas intrincados como la Kabala o la Biblia, sus estudios de Medicina, y más, me mostraron que no estaba ante ningún ejemplo de improvisación. Todo lo contrario. Pero sobre todo, con la experiencia que (literalmente, en carne propia), fui acumulando en el correr de estos años, actualmente me animo a afirmar que el ayuno propuesto por Berniger, no tiene relación con el proceso de la muerte que interpreta como tal la negación temporal del alimento al cuerpo, sino con la vida. La muerte, sí, de las impurezas y toxinas en el cuerpo pero al mismo tiempo el acceso a un renacer, porque la persona que ayuna está engendrando nueva vida, nueva sanación. En otros palabras, y esto lo explicarán los médicos mucho mejor que yo, al constatar que los valores de colesterol, azúcar o triglicéridos, se detienen en límites normales, tal como a mí me sucedió, no puede concluirse otra cosa que esta renuncia a la comida, y obvio descenso de peso, apunta directamente al desarrollo de una salud integral. Y más, porque al convertirse en remedio importante de nuevas enfermedades, o sea en buen mecanismo de prevención para males futuros, de paso anota méritos a metas no siempre atendidas en la vida diaria: la conquista de la conciencia sobre la materia, el dominio de la obligación y sobre la facilidad, de la plenitud sobre la saciedad.

Finalmente creo que debo dar gracias a David Berniger y por mucho tiempo."

Martha Viale
Periodista
Montevideo - Uruguay

"El ayuno que realice con la orientación de David fue para mi una experiencia completamente nueva, diferente... ya que tuve la oportunidad de sentir sensaciones tan profundas como la sanción y una elevación a nivel espiritual muy particular.

Este ayuno lo realicé durante más de 40 días, lo que puede parecer mucho tiempo y muy difícil de conseguir. Lo más importante es que estaba muy mentalizada y creía en lo que hacía. Y además contaba en todo momento con el asesoramiento de un profesional como es David Berniger.

Así de esta forma no solo conseguí realizar el ayuno sino que además logré dormir profundamente, descansar y sentirme con una energía inexplicable lo que me permitió poder realizar en todo momento mi actividad diaria y todo esto sin ingerir sólidos. ¡Parecía increíble!

Poco a poco empecé a notar en mi cuerpo grandes cambios lo más importante ies que perdí 16 kg! y también noté cambios en mi piel ya que floreció cual si fuese un niño, suave delicada y brillante.

He realizado muchas dietas en mi vida y debo confesar que esta dieta ha sido la mas llevadera y con la que he logrado los resultados más increíbles.

No me pesaría volver a hacerla.

Lila Mello
Empresaria
Montevideo – Uruguay

"Cuando vi a mi amiga Helena, después de unos cuantos días de ayuno, ino lo podía creer i No sólo había perdido peso sino que además se le veía contenta, guapísima y con muchísima energía.

Además de compartir su alegría frente a la pérdida de peso, inmediatamente surgieron las preguntas: ¿Cómo?, ¿Quién?, ¿Dónde?, ¿Cómo lo has conseguido?

Así fue como conocí a David , psicólogo especialista en el método Ankshu que se basa en el ayuno . Corría el año 2000.

Hoy, noviembre 2006, mientras comparto con vosotros mi experiencia estoy a punto de enfocarme en mi segundo ayuno.

El ayuno no solo es una pérdida de peso, hay mucho más... creo que hay que hacerlo para poder entenderlo.

EL cuerpo cuando está mal se expresa de diferentes maneras, pero cuando está bien, cuerpo y mente se unen , se logra un equilibro, bienestar, Energía, mucha Energía, es difícil de expresar lo que se siente porque ¡nos sentimos de maravilla!

Yo tomaba medicamentos en el desayuno, en el almuerzo y en la cena. Estaba estresada y muy cansada, en estos momentos todo esto es historia para mí, ya no tomo nada, siento tanta energía que no lo puedo creer, me siento vital !!!

Mi experiencia la puedo resumir en esta frase: Perdí kilos, gane salud y sobre todo gane vida.

¡¡Gracias David !!!"

Mariela Gesto
Gerencia de Banca Privada
Montevideo – Uruguay

"Mi nombre es Jessica, hace 8 años realice mi primer ayuno con David.

Nunca pensé que podía estar tantos días sin comer, fueron 37 en total, baje muchos kilos y lo mejor fue que los fibromas que me habían diagnosticado desaparecieron como por arte de magia...

Pero además de haber perdido 14 kg un gran cambio se produjo en mi, el ayuno me hizo ser mucho más creativa, ingeniosa,   me llenó de energía y de alegría. Dejé mi aburrido vestuario en negros, azules y grises para pasar a todos los colores del arco iris. Cambié mis hábitos alimenticios y dejé de tenerle miedo a la balanza.

Hace tres años lamentablemente dejé mi querido Uruguay, como tantos otros vivo en el extranjero y cada visita que hago la dedico a un laaaaaaargo ayuno, en mi primer visita ayune 62 y en mi segunda visita 60 días.

Este ayuno anual se ha transformado en mi gran purificación, y lo espero con mucha alegría el ayuno es ya parte de mi vida y me encanta hacerlo, es como invernar, meterme dentro de mi misma sola con mis pensamientos, en estos días de ni siquiera miro la televisión, solo leo y escucho música y todo se va aclarando poco a poco, me empiezo a sentir más equilibrada, física y mentalmente.

Ahora estoy trabajando para que la gente conozca el ayuno donde vivo actualmente, si yo pude hacerlo con la ayuda de David, todos pueden lograrlo y es para mí una experiencia altamente recomendable, que todas las personas deberían realizar al menos una vez en la vida."

Jessica Dachs
Empleada
Eilat – Israel

"Me llamo Blanca soy nutricionista y terapeuta naturista, por mi profesión he hecho bastantes ayunos pero ninguno como el que he hecho con David.

Ha sido una experiencia fantástica, pude seguir con mi trabajo habitual sin ningún problema, pues me encontré muy bien, mi piel mejoró y me liberé de los kilos de más ganados durante el invierno.

No pasé nada de hambre y tengo ganas de repetir éste próximo año."

Blanca Galofré
Nutricionista – Terapeuta Naturista
Barcelona – España

"He realizado en dos ocasiones periodos de ayuno con David Berniger, experiencias de 40 a 44 días. Os puede parecer que un tiempo tan prolongado de ayuno puede convertirse en un periodo muy largo incluso tedioso y aburrido.

Una pregunta que os podéis hacer para reflexionar sobre esta cuestión: ¿Es posible que el ayuno nos alimente? Pregunta paradójica ya que para alimentarnos en teoría tenemos que ingerir nutrientes. La respuesta es afirmativa, el ayuno si alimenta , pero por otro camino, ya que es el alimento perfecto para esa parte de nuestra vida que no es material, podemos decir que es un tiempo dedicado a nuestro ser interior, un trabajo de que fortalece nuestra voluntad y nos acerca a la naturaleza.

Además la experiencia de ayuno que nos propone David nos permite seguir con nuestra actividad diaria. Yo soy una persona muy activa, no quería dejar de hacer las cosas que me gustan y mi inquietud en mi primer ayuno era si iba a tener fuerza para realizar mi deporte favorito , el surf . Os puedo asegurar que el día 20 no tuve ningún inconveniente y de hecho disfrute de una jornada inolvidable en el mar.

Han trascurrido unos años desde mi primera ayuno con David, en estos momentos sigo realizando ayunos pequeños y no descarto hacer otro más largo próximamente ya que considero que la vida es lo mejor que tenemos y esta vida merece un respeto.

Respeto que comienza con un buen trato a uno mismo y el ayuno nos permite sumergirnos por unos días en una contemplación, admiración y regocijo por la vida de la que seguro vamos a salir profundamente beneficiados.

Lo que os puedo asegurar según mi experiencia es que el ayuno es una de las mejores actividades en las que podemos emplear nuestro tiempo.

Muchas gracias a vos David por facilitar este proceso."

Leonardo Anselmi
Músico
Montevideo – Uruguay

"Mi vivencia acerca de haber conocido a una persona que haya podido adelgazarme; algo tan difícil pues lo había intentado infinidades de veces, es interesante y digna de ser narrada.

Un día hablo con un amigo de toda la vida, un militar de ejército, conocido como "el gordo" y le digo "gordo como andas", y me contesta ando muy bien y eso de gordo; no, ahora decirme "ex-gordo".

Yo no me los podía creer, pero fue tan expresivo en su respuesta que me llevo a interesarme por su dieta y así fue como contacté con el consultorio de David Berniger .

Tenía una gran necesidad de bajar de peso, me sentía cada vez peor, tenía dificultad para hacer algunos movimientos sencillos como el atarme los cordones de los zapatos o el agacharme.

Creo que era mi momento.

Y llego el día de la verdad, un lunes 7 de agosto entré en la consulta de David Berniger y ahí empezó mi nueva vida.

Una nueva vida a partir del 7 de agosto ya que ésta dio un giro de 180 grados.

Al entrar a su consultorio vi a una persona joven, muy joven con respecto a mi; pero eso si con una aptitud diferente a una persona de su edad.

Me recibió con una alegría manifiesta y a su vez una mirada profunda; muy profunda que impone con una preocupación por atender a la persona que tiene enfrente y con sabias palabras te va ayudando con tu problema.

Para toda pregunta tiene unas respuestas correctas ,tan correctas que uno no duda; habla con una gran sabiduría a pesar de sus pocos años.

Yo empecé el tratamiento y no solo adelgacé, que era lo que quería, sino que además recupere la salud.

Antes del ayuno estaba en una situación difícil pues los análisis de sangre y orina estaban fuera de las graficas, mi dependencia a las pastillas para tener la presión controlada era total y los diuréticos para no hacer retención de líquidos no los podía dejar de tomar tampoco.

Estaba en un cuadro crítico.

David con sus agujas que parecen que estuvieran conectadas a 12 volts fue logrando algo tan imposible de lograr como es el que lo vean a uno "MAS FLACO" y conseguir que la balanza a la que antes le disparábamos fuera ahora una compañera inseparable.

Podía decir en resumen que mi experiencia es maravillosa ya que uno va notando día a día su mejoría física y anímica.

Es increíble; uno va logrando cosas que eran imposibles de lograr, va adquiriendo fuerza para seguir y es en base a ese impulso que te da David.

Con ese impulso te vas dando cuenta que sin sacrificio no se logra nada, las vivencias de David son practicas, todos las deberíamos tenerlas en cuenta, pues el ayuno no solo adelgaza, "PURIFICA LA MENTE, EL CUERPO Y SOBRE TODO EL ALMA" así que ,gracias DAVID, por cambiarme la vida, el sacrificio es grande muy grande pero "VALE LA PENA EL HACERLO."

Cnel. (Av) Jorge C. Velázquez
Montevideo - Uruguay

"Había escuchado hablar de un egipcio que hacia acupuntura con agujas que no pinchan logrando sacar el hambre, ayunando y adelgazando muchos kilos sin sacrificio. Cansada de intentar con todos los métodos existentes, variedades de pastillas, libros y clínicas me puse en campaña para conocerlo.

La información me llego en una revista, David Berniger psicólogo, viajero, contaba sus experiencias y sus ayunos por diferentes desiertos del mundo.

Anoté su dirección y me animé a pedir una hora.

Estaba curiosa de conocer a esta persona tan interesante e intrigada, nunca había escuchado hablar de él (luego entendí que hay mucha gente que no quiere habar de sus dietas y mantienen en secreto la información).

Llegue a la consulta, una secretaría me abrió y después golpeo varias veces una puerta, mi curiosidad crecía al observar que nadie contestaba.

Era todo un misterio y mi intriga aumentaba a medida que pasaba el tiempo.

De repente de ese cuarto salió una paciente, la secretaria en silencio la acompaño por las escaleras y se despidió.

Minutos después, apareció un joven, tomo una carpeta entre sus manos, me saludó y me hizo pasar al escritorio.

Se presentó como David Berniger con gran sorpresa para mí. Yo esperaba al gurú....... Mi fantasía se esfumo en un segundo, el personaje estaba enfrente de mí y nada tenia que ver con lo que había imaginado.

Licenciado en psicología, profesor de buceo, escritor de libros y del signo de capricornio, a quien le gustan los perros, los asados y el mate.

En mi mente había creado una persona totalmente diferente. Esperando que apareciera el gurú con túnica blanca, que con sus agujas doradas fuera capaz de transformar mi cuerpo en instantes y devolverme mi peso tan deseado...Y no fue así.

Comenzó para mi una nueva experiencia, la del ayuno y la acupuntura egipcia, de la mano de David.

Son agujas que no pinchan, tocan puntos estratégicos que logran dormir el estómago.

Tenía mucho temor de dejar de alimentarme, en mi mente sabía que no podría aguantar más de un día sin ingerir alimentos y solo bebiendo agua.

Pero David me fue llevando poco a poco, explicándome a medida que iba comprendiendo.

El primer día quizás fue el más difícil, luego el tercero y luego el séptimo, tiene todo una explicación, a medida que se limpia el organismo tiene sus resistencias y se manifiesta con dolores de cabeza y malestar.

Día a día que lo experimentaba aumentaba mi bienestar, energizándome y sintiendo la limpieza, no solo del cuerpo, sino de la mente y del alma.

Fui descubriendo en mi la importancia del ayuno, el porqué de los maestros y profetas y la necesidad de ayunar y al hacerlo me sentí liviana, diferente, me reconecte con una energía que nunca antes había sentido, se aclaró mi mirada, se afino mi cuerpo, se limpió mi alma.

Comprendí que si somos 80% de agua necesitamos de ella para renovarnos, para limpiarnos, para vibrar.

Sintonizarnos, como si fuéramos las cuerdas de una guitarra que hay que afinar.

Comprobé como me dijo David, que la farmacia esta en nosotros, que debemos encontrarla en nuestro interior y que allí podemos sanar.

Lo comparé con mi trabajo artístico de los mándalas, volver al centro, a la pura esencia, Y me sentí muy bien. Trato de hacerlo en cada cambio de estación, así como cuando limpiamos los roperos. David Berniger me acerco a esta técnica milenaria, refleja en su actitud la seriedad y el compromiso interior, y el respeto por sí mismo.

Quiero agradecerle a él, todo lo que me mostró, su sabiduría en silencio y su entrega para ayudar a la humanidad enferma, por su compasión y su humildad.

Creo que el ayuno en manos de David es una experiencia digna de transitar."

Agó Páez
Artista Plástica
Uruguaya

"Decidí hacer un ayuno en un momento de mi vida en el cuál el estrés me había ganado. No era un problema de peso ni de figura pero sí de estrés.

Nunca tuve picos de presión, internación y ni siquiera problemas cardíacos.

Lo mío era sencillo: me alimentaba mal, dormia muy poco, estaba ansioso y agotado.

Me hablaron de su trabajo y no dudé un instante.

No quería tomar ansiolíticos ni otros medicamentos que me permitieran dormir mejor y bajar la pelota al piso.

En las semanas que mantuve el ayuno tuve muchísimo trabajo con una empresa multinacional en materia de capacitación en comunicación, clases en la Universidad Católica y radio en Océano fm por la noche.

Sinceramente no podía creer que estuviera tan lúcido y claro.

He llegado a pensar que ir una vez por año a visitar a David y hacer un ayuno sería lo mejor que podría hacer por mi vida para limpiar mi mente y mi cuerpo .

Y por si fuera poco aprendí muchísimo de combinaciones de alimentos que hasta el día de hoy utilizo en mi dieta."

Gustavo Rey
Conductor radial y docente .
Montevideo - Uruguay

"Un diciembre como tantos otros me tomó por sorpresa. Mi vida estrictamente dedicada al trabajo llena de actividades, agendas complicadas, stress, corridas idas y venidas. Sinceramente poco me tenía presente yo como persona, como mujer, mi centro era cumplir con mis responsabilidades y como siempre mi pasión me absorbía al máximo.

En los primero días de diciembre me encuen- tro con una amiga, Agó Paez en un evento y me sorprende no sólo su afinada figura sino que irradiaba brillo su mirada, su sonrisa, su energía contagiosa me llevó por supuesto a preguntarle cual era el secreto del mágico cambio. Es así que llego a David, esa misma semana. Conocerlo es de esas cosas que uno que tiene Fé agradecerá toda la vida. David a pesar de su juventud, de su aspecto más que normal, por supuesto no lo es.

Te trasmite paz, serenidad, equilibrio, confianza, seguridad y fe en que lo vas a lograr. Para mi ese año, mi primer año de ayuno me permitió en pocos días perder casi 7 kilos. No lo podía creer. Diciembre para mi es el mes de mayor trabajo, cuando mas desgaste energético hago, menos duermo, más nervios acumulo. Pues el ayuno fue como mágico. Nunca me sentí más equilibrada, mis sueños fueron tan profundos, mi energía al máximo. Pero sentí que el ayuno por tanto era mucho más que un medio para perder peso. Es una forma de limpiarte profundamente en cuerpo y alma. Yo sentí que la piel se te transforma y rejuvenece, se refresca y florece. Te sientes mejor en todo sentido. Yo particularmente no lo sentí como un sacrificio, me fue muy fácil lograrlo, no sé, quizá sus agujas mágicas o sus sabias pala- bras o los resultados visibles cada día te impulsan a lograrlo.

Para mi ahora el ayuno dejó de ser una ma- nera de bajar peso. Ahora lo practico una vez al año como una manera de purificar mi cuerpo y mi alma.

Conocer a David me ha permitido encontrar una figura femenina que había perdido hace mu- chos años, cuidar mi salud y trabajar profundo para encontrar el verdadero sentido de mis días.

Lo que puedes aprender y lograr a través de él es mucho más que la técnica para ayunar y perder peso. Puedes crecer mucho como ser humano."

Elena Tejeira
Elena Tejeira Catering
Rbla. Costanera No. 3/ Barra de Carrasco
Canelones/ Uruguay
Tels: (5982) 6018066*
Web: www.elenatejeira.com.uy

"Por mi tendencia innata a engordar, lo que se ha agudizado en los últimos años, siempre he realizado distintos tipos de dietas. En mi experiencia con el paso de los años cada vez ha sido más difícil seguirlas y rebajar de peso, fundamentalmente porque hay que tener una gran constancia y los resultados tardan en verse.

Tuve conocimiento del tratamiento a través de unos amigos, los cuales realizaron el ayuno antes que yo. Mi primer contacto con David fue simple y esclarecedor: un tratamiento que combina ayuno, bioenergética y acupuntura egipcia.

Realicé mi primer ayuno con David a fines del año 2001 y rebajé 10 kilos en esa primera oportunidad. Toleré perfectamente las 2 semanas de ayuno, siéndome únicamente algo más difícil las primeras 48 horas. Quiero agregar que al adelgazar descendió mi presión arterial, estabilizándose en niveles normales.

Hay que destacar que siempre se cuenta con el apoyo de David y su secretaria las 24 horas del día para cualquier duda o apoyo que sean necesarios.

Solo es necesario un mínimo de voluntad y decisión para realizar este tratamiento y rápidamente se nota el descenso de peso, la ropa comienza a sentirse holgada y "maravillosamente" uno siente un aumento de su energía a medida que se va desintoxicando.

El tratamiento funciona, es bien tolerado y no sólo adelgaza sino que desintoxica y regula el metabolismo."

Dr. Raúl Louzán
Médico
Montevideo – Uruguay

"Soy Concepción, médico psiquiatra, y llegando a la edad media de la vida lejos estaba de parecerme a la mujer que otrora veía frente al espejo... un matrimonio estable, dos embarazos tardíos y 8 horas diarias de trabajo sedentario habían dejado su huella en mi cuerpo y en mi alma, y habían echado por tierra la esperanza de recuperar la imagen que antiguamente tenía de mí. En pocos años me había transformado en una apacible cuarentona, dedicada a su trabajo y a la maternidad, con poco interés por mi estética en general. Un día conocí a David y su método de ayunoterapia. Como médica, fui muy escéptica al principio pero me resultó atractiva la posibilidad de enfrentar un gran desafío con rápidos resultados. Los primeros días fueron difíciles y sacrificados, no me sentí muy bien y varias veces me cuestioné si valía la pena seguir adelante, pero me había comprometido conmigo misma y David me ayudaba a superar los inconvenientes que se iban planteando durante el tratamiento. Debo reconocer que nunca sentí hambre, sólo un poco de aburrimiento al no disfrutar del acto social de comer, pero rápidamente comencé a ver los increíbles resultados, no sólo bajé 6 kilos en 10 días sino que también mejoró mi piel, mi cabello, mi vestuario y mi autoimagen. Creo que el método que utiliza David es altamente recomendable, aplicable no sólo para adelgazar, sino también para desintoxicar nuestro cuerpo - tan maltratado por los malos hábitos de nuestra civilización - y que bien puede realizarse periódicamente como estrategia de salud".

Dra. Concepción Zorrilla de San Martín
Departamento Médico - Laboratorios Gautier
Montevideo - Uruguay

"El ayuno, método impulsado por el psicólogo David Berniger, como medio para acelerar el camino de autorealización física, es evidentemente eficaz. Mucho más que una dieta, más que un propósito para adelgazar y alcanzar la "forma" que nos satisface, el ayuno representó para mi, un entrenamiento espiritual, en el que el cuerpo y el espíritu se sincronizan para un propósito: mejoramiento de la calidad de vida, limpieza y expulsion de toxinas y fortalecimiento de la voluntad.! Me recuerda lo sagrado de la alimentación y del cuerpo humano.

Yo lo recomiendo como experiencia altamente nutritiva para el espíritu y con evidente impacto en el cuerpo."

Claudia Turbay Quintero
Embajadora de Colombia
Montevideo - Uruguay

"Mi experiencia con el tratamiento de ayuno propuesto por David, fue plenamente satisfactorio, diría que sorprendente. No solo desde el punto de vista de la regulación del peso corporal, sino también por la sensación de armonía plena que produce purificar el organismo."

Néstor Colecchio
COMERCIANTE
Montevideo – Uruguay

"Partamos de la base que yo estoy convencida que nuestro cuerpo es una cáscara que nos va a tener que durar mucho tiempo pues la medicina cada día avanza más y parece que tenga como principal reto que los humanos vivamos 120 años.

A mi particularmente no me da la gana tener que pasear este mi cuerpo, con dolores, problemas y molestias y por eso hace mucho decidí que todo lo que la medicina preventiva va ofreciendo yo lo iba a aprovechar para mantenerme el mayor tiempo posible en la mejor forma física posible.

En cuanto mi hermana me expuso la idea de realizar una cura consistente en un largo ayuno terapéutico con la ayuda de la acupuntura egipcia, que desde luego yo ignoraba que existiera, pedí hora para empezar la cura con David Berniger.

Tan solo conocerle, y con las explicaciones que me dio me encandiló la propuesta y comprendí perfectamente que obtendría grandes beneficios.

Le expuse a David mis circunstancias personales, que me impiden reducir o interrumpir mi vida o ritmo de trabajo diario. Yo soy abogado y no me puedo permitir quedarme en casa por ninguna cura, además tengo tres hijos y un marido y una casa en marcha, durante la semana y los fines de semana hago deporte y salgo mucho.

Me aseguró David, que me encontraría muy bien porque la cura combinada con la acupuntura me daría mucha más energía, así que el mismo día de la primera visita comencé el ayuno, tengo que decir que lo comencé con ilusión y mucho interés.

Pensé, esto es lo mismo que decidir hacer limpieza anual de tu armario, es difícil decidirte pero es muy satisfactorio el resultado, todo queda limpio y ordenado y además tiene la ventaja que encuentras cosas que te gustan y habías olvidado que tenías.

Pues con el ayuno lo mismo, estás haciendo limpieza de tu organismo, y éste te lo agradece, no pasas hambre porque bebes mucho líquido y además la acupuntura te relaja y reduce la ansiedad, te pone en marcha tus puntos energéticos, con lo cual consigues aplicar tu energía y vitalidad a las cosas interesantes y te sientes mucho más despierta durante el día y duermes a pierna suelta por la noche.

Te puedes permitir ir a fiestas y compartir mesa y mantel con la gente y en cambio seguir bebiendo vasos de agua, no sientes ninguna incomodidad.

Y cuando después de casi 13 días, David te dice ahora ya puedes introducir un poco de fruta en tu dieta, y te sientas delante de un plato de fresca sandía, esos primeros bocados te saben a gloria.

Al finalizar la cura te sientes como nueva y además acabas perdiendo esos kgs que siempre molestan cuando te abrochas una falda.

Estoy segura que si puedo repetir este ayuno cuando David vuelva a Barcelona, mi cuerpo me lo agradecerá funcionando perfectamente sin darme problemas mucho tiempo.

Rita Galofré
Abogado
Barcelona - España

"Mi nombre es Sandra, soy nutricionista y como todas las personas no creía que podía estar en ayuno más de un día y sobrevivir. Como buena acuariana que soy, resolví experimentar para tener certeza, pues se trataba de algo nuevo y además se involucraba con muchos conceptos cristalizados en mi mente. Claro que también me atraía mucho la idea de perder 5 kg en diez días y no tenerlos más.

Fue así que ingresé en esta verdadera mudanza de vida. Confieso que hasta el tercer día fue bastante difícil, principalmente por haberlo decidido hacer durante mis vacaciones en Montevideo, ciudad maravillosa, donde las tentaciones gastronómicas son demasiadas. Pero el acompañamiento de David fue fundamental, no solamente por los "puentes de acupuntura" que hacía, sino también por sus palabras de esclarecimiento, estímulo y paciencia demostrada a cada respuesta de mis innumerables preguntas.

Estando en ayuno percibí que mi mente esta- ba más libre, pasando a avalar todo tipo de con- ducta y acontecimiento sin el factor "alimento" o "alimentación", o sea, todo era visto y pensado sin la comida. Yo no me imaginaba que diferente que era eso. Hoy puedo afirmar que la "Terapia Bioenergética" no solo me hizo perder 19 kilos, que hasta hoy no los he vuelto a subir, como también cambiar la forma de alimentarme y encarar la vida. Mi piel, mis cabellos, mi energía, mi estado de espíritu sufrieron un gran cambio para mejor. Todas las personas que me conocen quisieron saber la fuente de este enorme cambio y fue así que David Berniger, persona indescriptible por su talento y encanto, acabó abriendo un consultorio en Porto Alegre, Rio Grande do Sul, Brasil."

Sandra Pinho
Nutricionista CRN2 2626
Porto Alegre/ Rio Grande do Sul
Brasil

El tratamiento que David Berniger propone, básicamente su dieta hídrica con la acupuntura egipcia a mi me encanta. Yo había hecho una similar en la clínica Buchinger de Marbella, entonces me pareció extraordinario que alguien la pudiera hacer entender aquí en Madrid, en plena actividad sin tener que irte de la ciudad o del trabajo. Por- que cuando le dices a la gente que no comes sin estar internada, no lo entiende. Desde el primer momento que conocí a David la vengo realizando varias veces tanto para desintoxicar o como dieta, ya que de hecho funciona muy bien.

Elena Benarroch
Diseñadora en pieles
Madrid (España)

Epílogo

Ahora que estamos al final, ahora que hemos logrado terminar este tránsito por lo que es el mundo de la nutrición y por lo tanto de nuestra formación y conformación. Ahora que vimos que podemos reconstruir nuestros cimientos, educándonos de una manera continua y constante sobre pequeños detalles, que muchas veces parecen imperceptibles. Ahora... es el momento de preguntarse... ¿Qué pasó con el famoso décimo Mito que hablaba al principio? ¿Alguno de ustedes se percató que solamente se escribieron nueve? Este es el momento de entender que el décimo mito, consiste en derribar todos aquellos tabúes que fuimos construyendo a lo largo de nuestra vida. Esas escamas que como quistes se fueron parasitando de nuestras voluntades de hacer las cosas. El 10^0 mito es: "Esto funciona con los otros, menos conmigo". Pueden que tengan razón si solamente leen este libro y esperan el gran acto de Houdini o Coperfield pensando en que "al haber leído este libro... toda mi vida va a cambiar o el milagro va a comenzar a hacer efecto..." pues esperen sentados si esa fue la intención de leer este libro y no pierdan tiempo en guardarlo, ya mismo lo tiran a la basura. Pues este libro lo que intentó hacer fue transmitir o despertar en cada uno de ustedes, la chispa de la voluntad para cambiar e intentar elegir nuestro nuevo destino, la salud y...¡ser Feliz!

No crean que ustedes no pueden, si fueron capaces de leer estas páginas, si tuvieron las agallas para llegar a este momento y haberse cuestionado la falta de uno de los 10 mitos, tienen la madurez suficiente para comenzar un nuevo cambio de vida.